科学运动：老年健身指南

胡国鹏 著

福建省社会科学普及出版资助项目
（2019年度）
编委会

主　　任：林蔚芬

副 主 任：王秀丽

委　　员：康蓉晖　杨文飞　刘兴宏　李培銄

....

福建省社会科学普及出版资助项目说明

福建省社会科学普及出版资助项目由福建省社会科学界联合会策划组织和资助出版，是面向社会公开征集、统一组织出版的大型社会科学普及读物，旨在充分调动社会各界参与社会科学普及的积极性、创造性，推动社会科学普及社会化、大众化，为社会提供更多更好的社会科学普及优秀作品。

目 录

第一章　老当益壮——不可缺席的体育锻炼 ………………… 1
　一、科学运动之健身——延年益寿 …………………………… 2
　二、科学运动之健脑——远离痴呆 …………………………… 5
　三、科学运动之健心——心旷神怡 …………………………… 7

第二章　老年锻炼四重奏 ……………………………………… 10
　一、心肺耐力：健康半边天 …………………………………… 11
　二、力量：撑起老年人的健康 ………………………………… 19
　三、柔韧性：延年减痛 ………………………………………… 25
　四、灵敏与平衡：做个不倒翁 ………………………………… 30

第三章　健身锻炼 ……………………………………………… 34
　一、准备——磨刀不误砍柴工 ………………………………… 35
　二、运动类型选择——化繁就简 ……………………………… 38
　三、确定强度——科学运动金钥匙 …………………………… 40
　四、确定运动时长——挤出来的健康 ………………………… 45
　五、锻炼频率——三天打鱼两天晒网也无妨 ………………… 46

第四章　心肺耐力训练 ………………………………………… 48
　一、运动方法 …………………………………………………… 49
　二、运动强度 …………………………………………………… 51
　三、运动时长 …………………………………………………… 54
　四、运动量 ……………………………………………………… 56

五、锻炼形式 ······ 57
　　六、案例分析 ······ 58
第五章　力量训练 ······ 60
　　一、抗阻训练 ······ 61
　　二、训练方式 ······ 64
　　三、训练量 ······ 66
　　四、训练计划 ······ 67
第六章　平衡及柔韧性训练 ······ 69
　　一、平衡训练 ······ 69
　　二、柔韧性训练 ······ 73
第七章　锻炼策略 ······ 76
　　一、找伴——不孤独流汗 ······ 76
　　二、找地——随心所欲 ······ 78
　　三、找时间——时间都去哪了 ······ 79
　　四、找项目——量力而行 ······ 81
第八章　慢病不求医 ······ 83
　　一、骨关节炎患者运动方法 ······ 84
　　二、腰背疼痛患者运动方法 ······ 86
　　三、糖尿病患者运动方法 ······ 88
　　四、心血管疾病患者运动方法 ······ 93
　　五、高血压患者运动方法 ······ 97
第九章　老年健身答疑解惑 ······ 102
　　一、科学运动十问 ······ 102
　　二、运动康复十问 ······ 106
　　三、合理规划十问 ······ 112
参考文献 ······ 116

第一章 老当益壮——不可缺席的体育锻炼

导读：还记得苏轼的《江城子·密州出猎》吗？"老夫聊发少年狂，左牵黄，右擎苍，锦帽貂裘，千骑卷平冈……"

两鬓斑白的苏轼，还能"会挽雕弓如满月，西北望，射天狼"。

您能想象一个老者那豪迈的气概吗？衰老是一个人回避不了的进程，但我们有办法也有能力延迟这种衰老过程。

老张自从退休后，以前忙碌的状态没有了，人突然慵懒了很多，晒晒太阳、遛遛狗，似乎这也是自己想要的生活，但是一年没见的朋友再见到他，突然说："老张，你怎么没有神采了？"老张望着镜子中自己，原想退休后好好颐养天年，天天宅家里，没想到原来的精气神没有了，现在想起来一句话："流水不腐户枢不蠹。"人也是这样，别想着不动就是保养，唯有不停运动才能保持良好状态。

继2016年8月国务院颁布《"健康中国2030"规划纲要》后，2019年7月，国务院印发《国务院关于实施健康中国行动的意见》，并由健康中国行动推进委员会印发《健康中国行动（2019—2030年）》。这两纲领性行动计划方案中就包括以下两大措施：

> 实施全民健身行动。生命在于运动，运动需要科学。我国城乡居民经常参加体育锻炼的比例为33.9%，缺乏身体活动成为慢性病发生的主要原因之一。本行动主要对健康成年人、老年人、单纯性肥胖患者以及以体力劳动为主的人群，分别给出身体活动指导建议，并提出政府和社会应采取的主要举措。
>
> ……

科学运动：老年健身指南

老年健康促进行动。我国是世界上老年人口最多的国家，60岁及以上老年人口达2.49亿，占总人口的17.9%。近1.8亿老年人患有慢性病。本行动针对老年人膳食营养、体育锻炼、定期体检、慢病管理、精神健康以及用药安全等方面，给出个人和家庭行动建议，并分别提出促进老有所医、老有所养、老有所为的社会和政府主要举措。

> **小故事：** 老吴已经退休多年，70多岁的他，近期可谓百病缠身。游泳时做个挥臂动作把肩膀给拉伤了，前几天转身拿遥控器时腰给扭了。这不，腰刚好点，出去旅游，上下车转身过快，腰又给闪了。除了这些问题，老吴十几年前因为胆结石多次住院，最终还是把胆囊切除了，造成神经性胃肠道反应，不能吃脂肪类食品，且每天拉肚子五六次。
>
> 你可能觉得，老吴身体也够差的了。错了，你若见到他，就会发现他虽然70多岁了，但神清目明、气色红润、声若洪钟。实际上，老吴几十年来坚持游泳，每周至少3次。退休后，因居住地变化，游泳没那么方便了，他就开始快步走，每天一个小时，始终保持这个运动习惯。得益于他的运动习惯，他的血压、血脂水平正常，心肺功能良好。那他这段时间为什么老是肌肉拉伤呢？

一、科学运动之健身——延年益寿

衰老是人类生理发展的必然过程。我们每一个人，都会随着岁月的增长，渐渐感到体力活动的衰减、记忆力的衰退、容颜的衰老……世界上也没有任何灵丹妙药可以阻止我们的衰老，但每一个人衰老的速度却是不同的。我们常常惊叹于自己身边的某位朋友，退休多年依旧容光焕发、神采依旧。老陈退休十几年了，每次见到他似乎都没怎么变，每天都忙于工作相关的公益事务，这就是网络流行语所说的"冻龄"（指年龄冻结，肌肤、神采依旧）。也感叹于另外一些朋友，50岁看起来像60岁一样苍老。老李退休后马上进入休闲模式，想好好休息下，生活变得慵懒而惬意，想动就动，想躺就躺，想出行旅游就出行旅游，甚至一直坚持的运动习惯也因慵懒而懈怠。两三年后同事见到他就感叹，人怎么突然变得衰老很多了，休闲似乎在加速他的衰老。

人为什么会衰老？当前有几种说法。一说和身体细胞衰老有关：构成人体基本结构的是各种细胞，不同细胞构成组织，再构成器官等。例如，红细胞是血液中细胞的重要种类之一。不同类细胞有一个生命周期，也就是说，细胞也会慢慢老化，这种老化也就伴随着人体机能的衰老。如红细胞正常生长周期为3个月，到了3个月左右，这些细胞就会"衰老"，失去正常功能，机体的造血系统再生成新的红细胞。细胞为什么会衰老？研究认为，与体内生成的"自由基"有关。自由基是一种广泛存在细胞结构内的电子团，这个东西像张牙舞爪的刀子一样，在细胞内肆意挥砍，造成细胞的损伤和细胞功能衰退、衰老。尤其是当人体暴露在紫外线、有辐射和致癌物质的环境中时，自由基生成就会显著增加，加速细胞破坏。说起自由基，可能很多人觉得很陌生，其实，在我们生活中，很多化妆品添加抗自由基的成分以起到抗衰老目的，如超氧化物歧化酶。

还有一种说法是遗传衰老理论，认为人的衰老过程、速度是遗传决定的。也就是细胞的死亡过程是被写进细胞的控制程序（DNA）中的。一些重要的细胞死亡程序，可以直接影响人的生命时间。如，虽然红细胞的生命周期只有3个月左右，但是，生成红细胞的这些组织细胞，其生命周期是有限的，他们的造血功能逐渐衰退，进而影响红细胞的功能和生成速度。当然，与衰老有关的说法远不止这些。

如前所说，衰老，是人体的正常生理过程。直到科学技术发达的今天，还没有任何技术能够阻止机体的衰老直至死亡。当然，衰老是不可控的，但衰老的速度有快慢，有很多措施可以延缓衰老的过程，这其中包括有规律的、科学的体育锻炼。正如开篇所说，生命在于运动，运动需要科学。

研究表明，耐力运动可以对抗老化过程引起的一系列问题。有哪些问题呢？比如引起糖尿病的细胞内线粒体功能紊乱的问题，线粒体就如同人体内的发电厂，身体的所需能量都要在此生成。针对部分老年人和年轻人的研究发现，只要进行有规律的耐力运动，糖尿病的发病率不会因年龄的增加而增加。

广东107岁的刘君谦先生，近日因其在健身房锻炼的视频走红。刘老退休前是广州某医院耳鼻喉科主任，广东省冬泳协会终身荣誉会长。据说，刘老100岁前每天游泳，100岁后夏季每周游3次，其他日子每天在健身房锻炼1小时。刘老43岁时因肺结核开始选择戒烟、戒酒和游泳，后一直坚持至今。

老化的过程受多种因素影响，同时，多种因素也会影响老化的速度和进程。从运动科学的角度来讲，至少有表1-1中的11个因素可能影响老化进程。

表1-1 运动锻炼对衰老进程的主要影响

序号	延迟衰老的主要机制
1	提高血管功能，防止动脉硬化（预防高血压及心脑血管病变）
2	减少身体的炎症（许多慢性病与身体慢性炎症有关）
3	改善心血管自主调控功能（提高心脏机能，预防各种心脏病）
4	改善心血管风险因素（提高高密度脂蛋白；减低低密度脂蛋白；降压；减重；降血糖；改善胰岛素抵抗）
5	抗血栓、抗血小板形成（减低血管堵塞风险）
6	改善心脏机能（减少缺血风险；阻止心肌减少；减少心律失常）
7	提高最大摄氧量（提高心肺供血供氧能力；提高肌肉工作能力；减低各种心血管死亡风险）
8	提高肌肉工作能力（力量训练；提高肌肉体积和力量）
9	提高骨密度，减少骨折风险

序号	延迟衰老的主要机制
10	改善染色体功能（从遗传上延寿）
11	改善认知能力（参考本章第二部分有关预防痴呆病内容）

运动可以帮助延年益寿，主要是通过抵消部分老年人生理功能老化因素和保持老年人功能储备。大量研究表明，保持最低的运动量和运动质量可降低心血管死亡的风险、阻止一部分癌症的发展、降低骨质疏松症的风险、延长寿命。一般来讲，训练计划应包括有氧运动和力量训练，以改善心肺健康和肌肉功能，同时也需要针对灵活性和平衡能力进行锻炼。虽然运动可以延年益寿，并且和运动量、运动强度有关，但是每个人的运动量和运动强度并不是千篇一律的，不是量越大越好，也不是强度越大越好，科学的运动方案胜过盲目的奔跑。

还需要指出的是，对于城市老年人，身体活动多以体育锻炼和家务活动为主，而对于农村老年人，以参加农活为主的身体活动并不能代替体育锻炼。参与农活可能产生体力支出，但这种体力的付出可能是机械的局部身体体力支出，会导致身体的劳损等。

二、科学运动之健脑——远离痴呆

电视剧《都挺好》中，倪大红扮演的苏父给观众留下深刻印象，令人爱恨交加的苏父最终患上老年痴呆症，专业术语叫阿尔茨海默病。据报道，我国老年人口中，超过20%的老人有这种疾病。这种疾病典型的症状就是遗忘，忘记过去，忘记亲人。伴随人的老化，人的认知能力开始下降。什么是认知能力？认知是指人脑接受外界信息，进行加工处理，转换成内在的心理活动，从而获取知识或应用知识的过程。它包括记忆、语言、视空间、执行、计算和理解判断等方面。简单而言，就是记忆力、表达能力、对事情的判断分析能力等。例如，经常有老人被电信诈骗，其表现就是对事物的分析能力下降，是认知功能下降的典型表现。伴随着身体机能的衰变和老化，这种认知功能的下降被称为认知老化，这种老化随着时间发展，可发展成认知障碍疾病，甚至最后发展为老年性痴呆。认知老化是指与增龄相关的认知功能变化趋势，主要表现为记忆力减退、日常生活能力下降，同时认知老化也引起老年人焦虑、情绪低落，更严重的会产生严重的认知障碍（如阿尔兹海默病）。有研究表明随着年龄增长，即使没有严重的躯体和精神疾病，人的认知功能（如执行功能、注意力、记忆力、推理能力等）也会表现出逐渐衰退的趋势。由此可见认知功能对中老年人的重要性。说到这里，您是不是发现自己经常丢东落西、记忆力开始减退，对新事物逐渐失去兴趣，也不愿接受新事物，您的子女是不是经常唠叨您老思想？那您可要警惕，您的认知功能开始出现问题了。

运动对老年的认知功能有着良好的改善作用。长期追踪一批老年人的研究发现，运动对老年认知老化的改善有着明显的选择性和剂量关系。也就是说不同运动类型和不同运动量，对认知的几个方面的改善并不同。当前推荐的运动以中等强度的有氧为主，同时也有研究发现，抗阻运动（力量训练）结合有氧运动，其效果更好。体育锻炼可改善老年人的认知功能，太极拳尤为适合老年人参加，并对延缓老年人认知功能衰退有积极作用。研究发现太极拳对老年人认知能力的提高主要包括执行功能、记忆功能、注意功能和全脑认知状态。

运动为什么能改善认知功能呢？我们知道，随着人体机能的衰退，人的大脑功能也在衰退，大脑的可塑性下降，典型表现就是大脑里海马体的结构形态和功能发生变化，这主要由大脑供血逐渐下降引起。而运动可以改变大脑的供血供氧水平，同时也可以改变心脏供血水平等，可以给大脑提供更多的神经营养物质。

所以，运动是大脑的食物，运动可以改变大脑。因此，运动吧，老年朋友们，让运动成为大脑的食品，让我们的老年神清目明！

三、科学运动之健心——心旷神怡

老李从工作岗位退下后，突然觉得心里有些空虚，时不时去原单位走走，但是看着大家忙碌的样子，实在不好意思打扰。上班时，繁忙的工作占去大部分时间，他常常幻想退休后的美好生活，但是退休后却觉得很茫然、很焦躁。而隔壁的老魏，退休前就爱运动，每天游泳，结交了一批游泳爱好者，大家经常一起锻炼、一起活动，忙得不亦乐乎。其实这种状况并不仅仅发生在老李身上，退休是人生中从工作状态转向非工作状态的一个重要转折，其间会伴随着社会角色、经济地位、人际环境和生活模式的急剧变化，加之处于退休年龄阶段的人，在生理和心理上处于由成熟逐渐走向衰老的时期，生理和心理上的变化本来就容易引发负面情绪，在退休这一系列状态的转变中更容易给他们的心理健康带来冲击，致使他们出现焦虑、抑郁等消极情绪，甚至出现非常态的行为，专业术语叫作退休综合征。老年人的各种脏器功能减退、动作减慢、反应能力降低、免疫力低下、生活自理能力下降、慢性疾病会给他们的精神和肉体带来巨大的痛苦和压力。如若患病，首先想到的就是生命即将终止、无药可救，因而易悲伤忧郁而病情日益加重，这些都会影响老年人的心理状态。老年人失眠易引起疲乏无力、心烦易怒，甚至头痛、多梦、记忆力减退，导致一些心身疾病的发生。

这些不同程度的不良情绪或心理障碍，会严重影响退休老年人的心理健康水平及生活质量。老年人的社会角色转变是一种必然，闲散在家容易产生孤独、压抑的心理，有些老人即使与子女生活在一起，也会因子女的不关心、不沟通感到寂寞孤独，会出现悲观失望、情绪抑郁。处于抑郁状态的老年人承受着心理甚至躯体的极大痛苦，不仅影响生活质量，还影响患者的家庭。他们总会出现无力感，同时会产生一系列身体上的不适，包括倦怠乏力、失眠多梦、食欲减退、长期感到疲倦及失去尝试或寻找快乐的想法和能力。很多老人生活圈子变小，对眼前一些看不惯的人或事难以接受，脾气暴躁易怒。

若老年人常出现焦虑抑郁情绪，还可能会带来严重的心理疾患。部分老年人会因丧偶等形成角色压力，影响身心健康。空巢老人因为子女成家立业等原因而单独生活，也出现了越来越多不容忽视的心理问题。

对北京市某企业离退休老年人224人进行问卷调查，调查内容包括抑郁、焦虑、孤独、领悟社会支持和心理韧性。结果显示企业离退休老年人抑郁发生率为38.4%（86/224），焦虑发生率为22.3%（50/224），孤独发生率为40.6%（91/224），抑郁合并焦虑发生率为12.1%（27/224），抑郁合并孤独发生率为17.4%（39/224），焦虑合并孤独发生率为10.3%（23/224），焦虑合并抑郁合并孤独占6.3%（14/224）。不同职业和教育水平的离退休老年人心理健康总分存在显著性差异，脑力劳动者比体力劳动者高，受教育程度越高，心理健康水平越高（$P<0.05$），收入不直接影响心理健康状况，居住面积和社区活动的参与也影响心理健康总分。与子女同住与否虽然不影响心理健康总分，但在性格和情绪方面存在显著性差异，独居者的心理健康显著优于与子女同住者（$P<0.05$）。结论认为社会因素会影响离退休中老年人的心理健康状况。

对厦门老年羽毛球协会的研究发现，都市退休老年人通过参与羽毛球运动锻炼，能够最大化地实现"个人发展、关系回归及社区贡献"的积极老龄化实践，在强身健体、娱乐交友和社会参与中，不断提升个体的自我价值和社会价值。通过参与羽毛球运动锻炼，老人们认识到老年人拥有的良好健康应包括：体检测量指标正常、机体器官衰退减缓、手脚灵便、体质增强、免疫力提高、精神爽快、乐观开朗。在此认知基础上，老年人的行为亦发生了变化：打球时遵从"量力而行"，定期参加体检和接受疾病治疗，运动前保证充足的睡眠与合理的饮食。

由上可见，定期规律的体育运动不仅仅让老年人疾病减少，还可以保持老年人心理健康，尤其是参加集体项目或者参与一些运动团体，可以拓展老年人的社会交往，避免因环境、地位等的变化引起的孤独、焦虑和无所适从。所以，我们可以看到跳广场舞的大妈们脸上洋溢的笑容，我们社会中的每一位子女，都应支持父母去融入这样的健身群体。

因此，老年朋友们，参与运动及加入体育团体吧，这些会使您保持心理年轻状态。

科学运动：老年健身指南

第二章　老年锻炼四重奏

导读：《健康中国行动（2019-2030）》：

……加强体育锻炼。选择与自身体质和健康状况相适应的运动方式，量力而行地进行体育锻炼。在重视有氧运动的同时，重视肌肉力量练习和柔韧性锻炼，适当进行平衡能力锻炼，强健骨骼肌肉系统，预防跌倒。参加运动期间，建议根据身体健康状况及时调整运动量。

在这里，已经包含老年人锻炼的四个主要内容：有氧运动、力量训练、柔韧性训练、平衡能力训练。其中，有氧运动目标是改善心肺耐力，而力量训练是改善肌肉工作能力，柔韧性训练是提高肌肉、韧带的延展性和关节的活动度，平衡能力训练则是提高大脑等神经系统控制身体的能力。

小故事：86岁的王奶奶是笔者所见不多的高龄锻炼者。她有一套自己的锻炼养生思路。每天下午，总见到她精神矍铄地在小区里散步，气色不错，说话声若洪钟。虽然她膝关节时常疼痛，但是依然坚持走路。可近三个月却很少见到她下楼，偶然去她家里和她子女小坐才知道，王奶奶已经受伤很久了。据说，是邻居告诉她，不仅要走，更要压腿。于是乎，她就单腿支撑来压另外一条腿，结果，一下子把这条腿拉伤了，还住了院，现在已经能下床并勉强能到小区走动。笔者让其躺下，做一些简单诊断，初步判断是大腿后侧肌肉（半腱肌和半膜肌）在膝关节处拉伤，虽然过了三个月，痛点依然存在。分析原因如下：有氧运动中柔韧性锻炼和力量锻炼不足，且方法不科学。

结合原因，笔者做出以下建议及具体做法。

1. 痛点的按摩；2. 腿部力量锻炼；3. 如有条件，可在家骑健身单车；4. 痛点消失后每次运动前后进行缓慢拉伸（腿、腰、颈）。

一、心肺耐力：健康半边天

（一）心肺耐力——新的生命体征

2017年3月，有一则微信推文，标题为《重磅消息！"有氧能力"被美国医学界正式列为"临床生命体征"！》，该推文被很多家媒体转载，推文的内容在医学领域和体育领域产生很大影响。这则推文源自美国伊利诺伊大学香槟厄巴纳分校的华人教授朱为模院士，该文最早发在"库珀有氧大健康"公众号上，是朱教授对发表在美国心脏协会（America Heart Association）所办的著名期刊《循环》（*Circulation*）上的一篇文章进行的简要介绍。《循环》是在国际上十分有名的学术期刊，该篇论文是其专家团队在参考了自1931年起近300项研究成果的基础上，对"心肺耐力"（cardiorespiratory fitness）所做出的科学声明，该声明的要点阐述如下。

大量的科学研究证明低下的心肺耐力会导致心血管疾病，增加死亡风险以及各类疾病的发病率。

大量流行病研究的结果表明，人的心肺耐力不但要比抽烟、高血压、高血脂和二型糖尿病等更能准确地预测因疾病而导致的死亡风险，它还能辅助那些传统的健康风险指标对健康进行预测和评估。

心肺耐力这一指标能够帮助医务人员对病人的健康风险做出更准确的划分，帮助病人通过生活方式的干预，对其疾病进行科学管理，以更大程度地降低他们患心血管疾病以及其他慢性疾病的可能。

最后，该文提出：有氧能力应当划为临床生命体征（clinical vital sign）。文中还对心肺耐力的评估及改善办法也提出了建议和意见。

（二）什么在影响有氧耐力

1. 与心脏肌肉（心肌）工作能力有关。

我们的心脏大约相当于我们的拳头大小，重约500克，这是一块能自主收缩的肌群，主要功能类似水泵，向全身泵血。像全身其他肌肉一样，要想使心肌强大，必须让它进行规律的锻炼。通过锻炼，心脏的大小和工作效率就会提高，这样每次搏动，所泵出的血液就明显增加。例如，正常人安静状态心跳是 70-80 次/分钟，而运动员可能减低到 40-50 次/分钟，那就意味后者只用一半的做功，就完成前者的泵血任务。因此，运动员心脏会出现心室壁增厚、心腔增大等现象（图 2-1）。

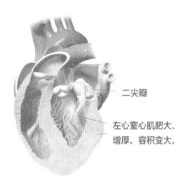

图 2-1　运动员心脏

劳苦功高的心脏

心脏可是一个高效的发动机，让我们算算它 24 小时的工作量吧！我们按照每分钟 75 次心率来算，每次搏动泵血约 70 毫升（搏出量），一天 24 小时大约泵血 7560 升，相当于 8 吨的重量，再加上运动等因素，每天泵血可达 10 吨。仅一个晚上的心脏泵血量，相当于一个快递员拿着 20 公斤的包裹走路送到帝国大厦的 102 层的运动量。

所以我们的心脏干的可是个苦力活，只有增加心肌的锻炼，才能很好地完成这些工作量。锻炼心肌最好的办法就是进行有规律的体育锻炼，所以有时也把这类运动叫心肺耐力运动（cardio exercise）。

2. 好的心肺耐力需要健康的血管系统。

全身循环系统，就像国家的高速交通网络，负责物质运输。人体所需的氧气、营养物质等均靠这些道路运输，保证畅通是最重要的。从图 2-2 中可见，左心室通过主动脉泵出富含氧气的动脉血运输至全身各个组织，供身体利用。血流通过动脉血管运输到毛细血管,氧气被利用后,携带部分二氧化碳的静脉血经静脉血管再返回到右心房,右心室泵血到肺部,在这里进行气体交换,血液重新携带氧气,同时排放出二氧化碳。血液入左心房,再入左心室,通过左心室收缩,泵出血液,周而复始进行。

健康的血管是富有弹性的,自由伸缩扩张以允许血流通过。肌肉层排列在血管上,通过神经系统控制调节开放的尺寸。不健康的血管管腔狭窄,内层沉淀脂斑,肌肉层变薄,弹性变差,血管壁硬度增加、弹性变小,如图2-3。心脏本身的血管健康非常重要,前面提到,每天心脏需要泵血10吨左右,它也需要血液供应,这里的供应血管独立成系统,称为冠状动脉。冠状动脉进一步分支,进入心肌内部供血,提供能量。如果冠状动脉不健康,就会影响心肌的收缩,可能引起心力衰竭,直接影响全身供血。

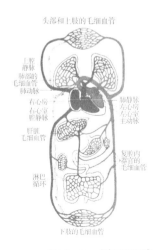

图2-2 循环系统

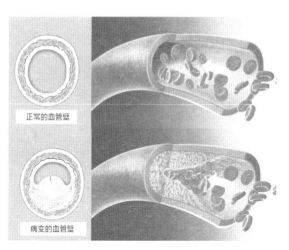

图2-3 正常和病变血管比较

3. 好的心肺耐力需要与呼吸系统和血液运输相匹配。

氧气通过口腔或者鼻腔运输到肺,在肺部被血液汲取,这个过程叫外呼吸。这个过程需要肺部的氧气和血液中红细胞中的血红蛋白充分匹配,血红蛋白就是运输氧气的船,贫血时血红蛋白不足,造成血液携带氧气能力下降。把氧气运输到组织利用，称为内呼吸，需要丰富而健康的毛细血管。同时，也需要把产生的二氧化碳从组织运出。因此，好的心肺耐力，需要内呼吸和外呼吸都健康运转。

好的心肺耐力可以减少心脏疾病的风险以及心功能衰退、英年早逝等风险。低心肺耐力水平和高心脏风险相关，并且是一种独立的危险因素。Cooper有氧中心调查显示，良好的心肺耐力可以明显减少心脏疾病和心力衰竭的风险。该中心通过40842位男性和12943位女性的死亡原因跟踪调查发现，和肥胖、吸烟、高血压、高血脂、糖尿病患者相比，因低心肺耐力引起的死亡比率比其他几个都要高。

(三) 心肺耐力与健康及疾病的关系

对正常体重、超重、肥胖三种人群中心肺耐力情况和心血管疾病风险进行研究，结果发现，不同人群中，均表现出心肺耐力越差心血管疾病风险越高。也就是说，即使是肥胖人群，心肺耐力高的人也比心肺耐力低的人患心脑血管疾病的风险低。

1. 心肺耐力与全死因死亡率。

根据ACLS研究成果，校正年龄等因素后，心肺耐力差在男女性全死因死亡率的各种影响因素中居于首位，其归因百分比分别为16%和17%，超过高血压、吸烟、高胆固醇、糖尿病、肥胖等危险因素（图2-4）。目前血清胆固醇、血压、体重等危险因素已广泛受到关注，但心肺耐力与健康状况的关联还没有得到足够的重视，临床医生会不厌其烦地给病人化验胆固醇、测量血压或评估其肥胖状况，但很少利用运动测试评价其心肺耐力。

2. 心肺耐力与心血管疾病死亡风险。

高级心脏生命支持（ACLS）研究将低心肺耐力作为体力活动不足的客观指标，对正常体重、超重、肥胖男性心血管疾病及全死因死亡率的影响进行了研究。校正其他影响因素后，较低的心肺耐力是各体重指数（BMI）群体死亡率的独立危险因素。50%的肥胖男性心肺耐力为低

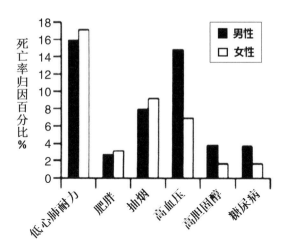

图 2-4　各因素占死亡率的归因百分比

水平,其因心血管疾病死亡的人群归因危险度为 39%,全死因死亡归因危险度为 44%。中高水平的心肺耐力者即使肥胖（BMI≥30）,其心血管疾病死亡率也低于 BMI 正常但心肺耐力低者。因此,与糖尿病等其他心血管疾病危险因素相比,低心肺耐力是心血管疾病死亡和全死因死亡的强独立危险因子。也就是说,仅仅是心肺耐力水平差,就是一个独立的致死原因。

近年,我国有多位青年才俊倒在工作岗位上,除工作压力大外,很重要的原因是缺乏锻炼。我国流行病学调查显示,心脑血管疾病、癌症及慢性呼吸系统疾病是导致死亡的三大原因,近年高血压、糖尿病、高血脂人群持续增加。好的心肺耐力可以减少大多数人超重的风险。很多人认为,如果他们肥胖或者超重,那么就是不健康的。实际上,通过运动可以改善所有类型的人的心肺耐力,包括肥胖或者超重人群。另外,优秀的心肺耐力反过来可以减少超重的风险。另一方面,心肺耐力差会增加消瘦或者超重的风险。也就是说,胖子好好锻炼,提高心肺耐力,也可以是健康的胖子（图 2-5）。

当然,最重要的是,好的心肺耐力可以使你从容面对生活,应付各种工作,提高幸福感。

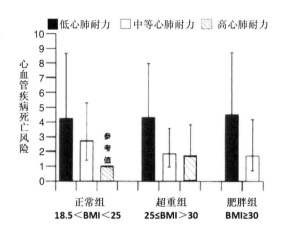

图 2-5 不同 BMI 群体不同心肺耐力水平死亡风险

3. 心肺耐力与癌症。

中国医学科学院肿瘤医院、国家癌症中心赫捷院士、全国肿瘤登记中心主任陈万青教授等在《临床癌症期刊》上发表了《2015 中国癌症数据》，通过来自 72 个登记点数据、覆盖了全国 6.5% 的人口研究发现，肺癌同时排在我国癌症患病率和致死率的首位，乳腺癌是女性患者致死率最高的癌症病种。有研究发现，相对于低中水平的心肺耐力，高心肺耐力水平明显可以增加肺癌患者的存活率（图 2-6）。同样，对于乳腺癌，患者心肺耐力越高，存活率越高（图 2-7）。

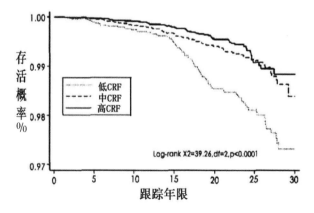

图 2-6 男性不同心肺耐力与肺癌存活概率分析

（心肺耐力越高，肺癌生存概率越高）

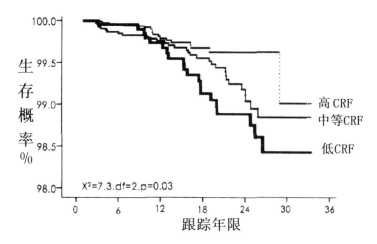

图 2-7　女性不同心肺耐力与乳腺癌存活概率分析

(心肺耐力越高,乳腺癌生存概率越高)

研究表明,男性 40 岁以后,心肺耐力以 1% 的速度下降,而女性下降得更快,以 2.5% 的速度下降。因此,对于老年人来说,以有氧运动为主的运动方式可以改善或者减缓心肺耐力的下降速度。

(四) 心肺耐力自测与评价

怎么知道自己的心肺耐力如何？下面有几种适合老年人心肺耐力的自测方法。

1. 1 公里步行测试。

适用人群：40-49 岁健康人群。

测试要求：尽可能快步走完成 1 公里距离,记录完成时间及最后完成时的心率。

推算公式：

最大摄氧量（VO_2max）（L/min）= 6.703+0.483×性别+0.015×体重（kg）-0.018×心率（次/min）-0.379×时间（min）

误差分析：R^2=0.706,SEE=0.367（L/min）,性别：男=1,女=0。

注意事项：该公式最大摄氧量为绝对值（L/min）,需除以体重后转换成相对值（ml/kg·min^{-1}），计算结果再参考表2-1评估标准。

公式来源：中国，米欢等，2012。

2. 6分钟走测试（适用于老年人及有明显症状的病人）。

适用人群：中国成年人（40-69岁）。

测试要求：记录6分钟快步走完成的距离、肺活量。

推算公式：

峰值摄氧量（VO$_2$peak）（L/min）= 0.28-0.31×性别-0.007×年龄+0.017×体重+5.969×10-5×肺活量+0.001×六分钟行走距离

误差分析：R=0.805；R^2=0.648；校正R^2=0.643；性别是男=0，女=1。

注意事项：测试前做足准备活动，测试中尽可能快步走，尽可能完成6分钟内可达成的最远距离，如遇身体不适，及时停止运动。

公式来源：中国，杨禹珺，2016年。

对于更大年龄的心肺耐力测试，当前并无合适的研究推荐。但从感知来讲，当走同样距离的路或者爬同样距离的楼梯，明显觉得气喘、腿部无力时，都是心肺耐力下降的典型表现。不同性别及年龄段心肺耐力评价标准见下表2-1。

表2-1 不同性别及年龄段老年人心肺耐力评价标准

男性心肺耐力评估等级表						
年龄段	极差	很差	差	一般	良好	优秀
60-69	<17.4	19.8-23.7	23.7-28.2	28.2-34.5	34.5-40.3	>34.5
70-79	<16.3	17.1-20.4	20.4-24.4	24.4-30.0	30.0-36.6	>36.6
女性心肺耐力评估等级表						
年龄段	极差	很差	差	一般	良好	优秀
60-69	<17.4	19.8-23.7	23.7-28.2	28.2-34.5	34.5-40.3	>34.5
70-79	<16.3	17.1-20.4	20.4-24.4	24.4-30.0	30.0-36.6	>36.6

二、力量：撑起老年人的健康

(一) 力量与健康

有一天，你突然意识到，自己从矮凳子站起来或者坐下来有点吃力了，或者你发现提起一小袋子大米变得异常艰难，甚至从坐便器起来就开始有点吃力了，而这些日常活动在年轻时是多么轻松。这些状况提示，你的肌肉力量开始下降。正常的日常家务、工作和娱乐活动的顺利、安全、有效执行，在一定程度上取决于骨骼肌（肌肉）力量产生能力。但肌肉力量可能会随着年龄的增长逐渐减少，就如前面所说，使得某项特定活动变得越来越困难，或者力量可能降低到一个阈值，使得某项活动不再能够进行（例如，在没有帮助的情况下从椅子上站起来）。肌肉力量减少与经常跌倒、活动能力下降、步行速度下降和残疾概率上升有关。肌肉力量在老年人健康中至关重要，但是往往被我们忽视。尤其是腰腿部力量，对维持老年人健康至关重要。研究表明，随着年龄增长，骨骼的老化伴随着肌肉力量的流逝、肌肉功能减退，造成老年人行动能力减退，甚至跌倒引起骨折、瘫痪等，造成老年人居家需要照顾的社会问题和医疗成本的增加。尤其是60岁以后，没有进行规律的力量训练的话，老年人自感在此阶段力量大幅度下降。人的肌肉力量在20岁以后逐渐达到峰值，肌肉力量保持在30-50岁之间，50岁以后大约每10年下降12%-15%，65岁以后下降速度明显加快。对120名46-78岁的受试者进行膝关节、肘关节伸肌和屈肌的等速肌力、肌肉质量、体力活动和健康状况的纵向变化的研究表明：男女膝伸肌等速肌力下降率平均为每10年14%，屈膝肌等速肌力下降率平均为每10年16%。女性肘部伸肌和屈肌的肌力下降率（每10年2%）低于男性（每10年12%）。老年受试者的力量下降率更高。体力活动下降与力量变化没有直接关系，尽管随着时间的推移，肌肉质量的变化会影响力量变化的幅度，但尽管肌肉质量保持甚至增加（如体重不变），力量还是会下降。也就说并不是因为日常活动多力量就不下降，力量需要针对性锻炼，如很多人日行万步，但没有针对性进行力量训练，还是无法阻止力量快速下降。

肌肉功能表现出来的力量分为绝对力量和肌肉耐力，每种力量分类有不同的意义，如下表2-2所示。

表2-2 肌肉力量的分类与举例

分类	定义与评估	生活举例
肌肉力量	有限次数内完成的最大力量。又分为绝对力量（不考虑体重）和相对力量（考虑体重，每公斤体重的力量）。	移动或举起物体。如年轻时可扛起80公斤的东西，而现在扛起40公斤的东西就吃力。
肌肉耐力	一段时间内持续发力的能力。一种是保持某一静态位置的时间，如站桩；另一种是反复完成某一强度或重量，达到疲劳前（不能有效完成）的次数（如连续仰卧起坐的次数）。	搬梯子，手臂和背部肌肉一段时间保持静态收缩；爬楼梯，要求肌肉反复收缩。
肌肉爆发力	迅速发力的能力。取决于肌肉量和肌肉收缩速度。表现为力量和速度的交互作用。	移动中打击网球，蹬地时移动脚的速度；蹲下来抱起孩子并站起来；踢打物品。

根据上述的分类，你觉得你生活中哪类力量下降得更明显？

(二) 评价方法小议

1. 国民体质测定标准手册（老年人部分）评价办法。

握力：反映人体前臂和手部肌肉力量。

测试设备：使用握力计测试（图2-8）。

测试时，受试者转动握力计的握距调节钮，调至适宜握距，然后用

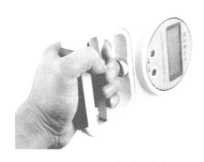

图 2-8 握力测试

力手持握力计,身体直立,两脚自然分开(同肩宽),两臂自然下垂,开始测试时,用最大力紧握上下两个握柄。测试 2 次,取最大值,记录以千克为单位,保留小数点后一位。

注意事项:

用力时,禁止摆臂、下蹲或将握力计接触身体;如果受试者分不出有力手,双手各测试两次。

表 2-3 60-69 岁老年人握力评分标准

年龄	性别	1分(很差)	2分(差)	3分(中)	4分(良)	5分(优)
60-64 岁	男	21.5-26.9	27.0-34.4	34.5-40.4	40.5-47.5	>47.5
60-64 岁	女	14.9-17.1	17.2-21.4	21.5-25.5	25.6-30.4	>30.4
65-69 岁	男	21.0-24.9	25.0-32.0	32.1-38.1	38.2-44.8	>44.8
65-69 岁	女	13.8-16.2	16.3-20.3	20.4-24.3	24.4-29.7	>29.7

研究表明:(1)老年人握力强度下降者发生认知功能障碍的比例高,握力强度下降与认知功能障碍存在明显的相关性,握力强度对认知功能障碍有一定的评估价值。(2)老年人握力强度下降与认知功能中记忆功能、执行功能、视空间功能、语言功能区域有相关性,而对注意力评估无明显影响。(3)年龄、受教育年限、血清白蛋白水平均为认知功能障碍的影响因素,但血清白蛋白水平在握力强度正常时对认知功能障碍无明显影响。

2. 国际常用测试方法。

根据美国运动医学学会（ACSM）建议，力量项目还可以按照下表述评估（表2-4，2-5，2-6），这也是国际上老年人力量评估常用方法。

表2-4 老年人常用力量测试方法

测试名称	评价内容	测试方法	器材
坐站测试	下肢力量	30秒内尽可能从椅子上站起坐下	秒表、椅子(坐高43cm)
臂弯举测试	上肢力量	30秒内尽可能完成正确的次数，手臂尽可能弯曲	秒表、2.27公斤的哑铃、椅子

表2-5 女性评价标准（正常区间）

年龄段	60-64	65-69	70-74	75-79	80-84	85-89	90-94
坐站测试（次）	12-17	11-16	10-15	10-15	9-14	8-13	4-11
臂弯举（次）	13-19	12-18	12-17	11-17	10-16	10-15	8-13

表2-6 男性评价标准（正常区间）

年龄段	60-64	65-69	70-74	75-79	80-84	85-89	90-94
座椅站立（次）	14-19	12-18	12-17	11-17	10-15	8-14	7-12
臂弯举（次）	13-19	12-18	12-17	11-17	10-16	10-15	8-13

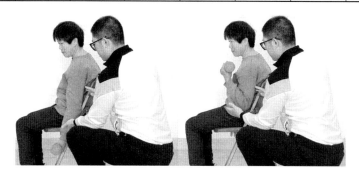

图2-9 臂弯举测试

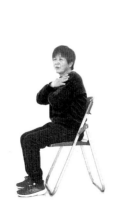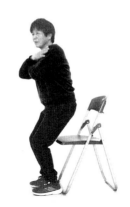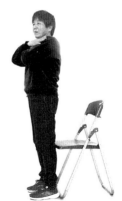

图 2-10 坐起测试

注：下肢力量（腿部）和是否经常参体育锻炼有密切联系，一方面，腿部力量好的老年人，更适应体育锻炼的强度；同时，腿部力量好也促使他们进一步锻炼。多数老年人，总担心自己腿部力量不足，怕运动会伤害膝盖、受伤等，进而降低自己参加运动的主动性，这样就促使腿部力量下降，形成恶性循环。

（三）特别提醒

1. 适度肌肉抗阻训练是帮助快速恢复肌肉功能的有效途径。

力量和爆发力，前面已经提到，40 岁左右开始下降，到 65 岁下降最多。如何克服力量的下降，就是通过抗阻训练来延缓这种退行性改变。什么是抗阻训练，就是让肌肉承担一定的负荷，这个负荷可以是自身体重，也可以是外加的重量，本书第五章将进行详细解释。我们也应该知道，肌肉力量的下降是不可避免的，就像一些国际级水平的运动员，也无法通过高强度抗阻训练来维持其巅峰状态。而对于因久坐（看电视、打麻将等）、体质差（久病）造成静态生活方式的老人来讲，适度的肌肉抗阻训练对于帮助快速恢复肌肉功能是非常有效的途径，尤其是对于一些年老体衰的老人，甚至可以解决一些很棘手的病症。笔者同事的妈妈体重较大，属于肥胖人群，再加上有风湿性关节炎，想运动又一直不敢运动，怕引起膝关节疼痛加剧。后来在指导下开始进行以下肢抗阻训练为主的力量训练，没想到既没有引起膝关节疼痛加剧，反而使多年来因风湿性关节炎引起的疼痛得到有效缓解。原来连家务活动都不敢进行的人，现在可以步行去接送孙子上下学。

研究显示，抗阻训练可适度改善老年人群的步行速度、缩短坐站起立时间及增加长时间步行时间，而爆发力训练则有助于提高日常生活能力。随着衰老，肌肉力量和动作速度共同衰退会导致爆发力明显下降。将传统的抗阻训练和爆发力抗阻训练相比较，发现前者可以发展肌肉力量，而后者可以改善平衡能力、缩短从椅子上坐起的时间和速度。反之，当步行速度下降、步行缓慢时，也意味着肌肉爆发力的减退。因此，抗阻训练中，阻力负荷与动作速度对于检测身体的功能非常重要。

抗阻训练能针对性地发展上述三种肌肉工作能力的一种，而多数运动和日常身体活动通常是综合性的肌肉功能训练，如：

爬楼梯：单独一个台阶的快速蹬起，需要的是腿部肌肉的爆发力，而连续多层楼台阶的蹬爬，需要的是肌肉耐力。

搬运：迅速搬运起30公斤的行李放在行李架，需要的是绝对力量和爆发力，但是搬着行李长距离的行走，则是需要肌肉耐力。

2. 抗阻力量训练一定需要针对性安排。

抗阻力量训练一定要针对性安排，很多人可能认为，我每天走了很多了，是不是可以不进行力量训练了？如果我们是走的平路，并不能有效改善自己的腿部力量，而需要针对性锻炼。当然，很多人让笔者推荐可以两者兼顾的运动，笔者比较推荐爬山、爬楼梯，既锻炼心肺也锻炼了力量。但是也有人提出爬山对老人膝关节有伤害，笔者认为，只要控制好运动量，不会对膝关节有伤害，倒是过多走路，反而可能造成膝关节劳损。

3. 抗阻力量训练要注意力量大小的平衡。

这里指的平衡，指的是一组肌肉群，特别是相互协作的一组肌肉群，特指特定关节的伸肌群和同一关节的屈肌群，如膝关节，有主伸的肌肉群，主要在大腿前侧；有主屈的肌肉群，在大腿后侧。这两个肌肉群的力量要平衡，不能只锻炼前侧而忽视后侧，我们经常只注意关节屈的肌肉群锻炼而忽视使关节伸的肌肉群关节锻炼，只注意身体关节前侧肌肉锻炼而忽视后侧肌肉群锻炼。这种力量平衡对预防各关节损伤非常重要。全身主要关节屈伸肌肉（前后）合适的力量比如下表2-7。

表2-7　全身主要关节肌群力量平衡比

肌群	平衡比
髋伸肌和屈肌（腰腹前部和臀部后侧肌力）	1∶1
肘伸肌和屈肌（屈肘力和伸肘力）	1∶1
躯干伸肌和屈肌（腰腹肌和背肌）	1∶1
踝关节内旋外旋肌（脚踝内扣和外展力）	1∶1
肩屈肌和伸肌（前伸手臂和后伸手臂力）	2∶3
膝盖伸肌和屈肌（大腿前后力量）	3∶2
肩内旋和外旋肌	3∶2
踝足屈肌和背屈肌（蹬脚和勾脚力）	3∶1

三、柔韧性：延年减痛

（一）柔韧性与健康

提到柔韧性，我们不得不提韧带，俗称"筋"。我们的老祖宗有句俗话说："老筋长，寿命长""运动强筋骨，吐纳肺腑良"。中国民间很早就把筋与人的健康、寿命紧密联系起来。人过久不动就容易筋缩，而筋缩是导致各类骨伤科疾病的根源。香港名医朱增祥从中医学角度创编了一套拉筋的理论与方法，专栏作家钟健夫对其整理并出版《筋长一寸，寿延十年》一书。该书从中医与养生角度谈拉伸与健康，并提供大量翔实的病例来说明。而作为运动康复技术手段之一，拉伸手法是治理很多肌肉韧带疼痛的重要手段。笔者长期随运动队服务期间，也通过各种拉伸手法对运动损伤进行治理。开篇导读中的小故事提到的老吴，其实就是柔韧性不足的典型案例。老吴实际上是规律运动的受益者，游泳、快步走等一个没落下，但是唯独柔韧性没有锻炼，所以易造成运动损伤。我们分析第一个小故事中的刘奶奶，其实也是典型的肌肉柔韧性不足，而在锻炼中又急于求成，从而造成大腿后侧肌肉群的拉伤。良好的肌肉韧带柔韧性最重要的是可以防止运动损伤。

柔韧性可以用关节活动度（ROM）表示，和关节结构（47%）、肌肉及其筋膜（41%）、韧带、肌腱（10%）和皮肤（2%）有关。从生理解剖学来讲，通过拉伸来改变的柔韧性，即拉筋，主要是指肌肉及其结缔组织（如韧带）的长度改变。这里的结缔组织，既包括肌纤维（肌细胞）外结缔组织，如肌纤维膜、肌束膜，也包括这些结缔组织的延伸部分——肌腱韧带，这些结缔组织在肌肉伸缩中发挥重要的作用，和肌肉一起并联发力。

长期姿势不正确或者老化等问题，会造成肌肉韧带缩短，影响肌肉力量的发挥，更重要的是容易造成运动损伤，另一方面，这些挛缩的肌肉韧带增加了对穿过的神经末梢的卡压力，引起疼痛增加。一个最常见的病例是腰部筋膜损伤造成的腰部疼痛，属于腰肌劳损的一种。腰肌因过度使用，造成一些无菌性炎症，这些炎症物质刺激肌肉、筋膜挛缩，一方面致痛物质刺激神经末梢，另

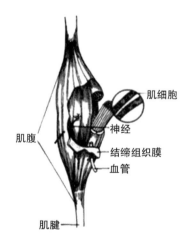

图 2-11 肌肉的结构

外一方面挛缩的筋膜卡压神经末梢，二者共同加剧腰部疼痛，甚至因单侧疼痛造成两侧肌肉力量不平衡，进而引起臀部、大腿不适等。一个简单的治疗方法就是通过按摩放松腰部，疼痛马上得以缓解。所以现在有一种流行的运动康复治疗手段称为"肌筋膜活化术"，就是这样的原理。

拉伸对于体型塑造非常有意义：通过拉伸可以增加肌肉长度，防止

肌肉横向增加，使大腿修长而有力，肌肉线条明显。腰部的拉伸可以减少腰围，增加腰部筋膜对腰腹的束缚能力，增加核心爆发力。

腰部活动度及稳定性对腰部疼痛及预防具有重要意义。增加腰部的柔韧性，增加其活动度，同时增加稳定性（肌肉韧带力量），对预防下腰部疼痛（腰肌劳损）有积极意义。这里需要注重两方面的练习，一是背部伸肌群（躯干后、后背）的伸展训练（如坐位体前屈等）和力量训练（如平卧挺髋或俯卧挺身）。二是屈髋肌群（躯干前）的伸展训练（如跪撑后倒等）及力量训练（如仰卧卷起等）。

(二) 柔韧性评价

1.《国民体质测定标准手册》（老年人部分）评价办法（表2-8）。

坐位体前屈：反映躯干和下肢柔韧性

测试时，受试者坐在垫上，双腿伸直，脚跟并拢，脚尖自然分开，全脚掌蹬在测试仪平板上；然后掌心向下，双臂并拢平伸，上体前屈，用双手中指指尖推动游标平滑前移，直至不能移动为止（图2-12）。测试两次，取最大值，记录以厘米为单位，保留小数点后一位。

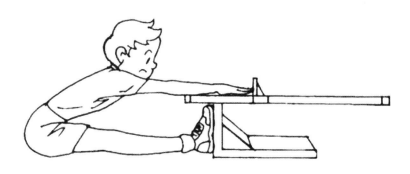

图2-12 坐位体前屈测试

注意事项：

测试前，受试者应做准备活动，以防肌肉拉伤；

测试时，膝关节不得屈曲，不得有突然前振的动作；测试时注意零点位置。

表 2-8　60-69 岁老年人坐位体前屈评分表

年龄（岁）	性别	差（1分）	一般（2分）	中等（3分）	良好（4分）	优秀（5分）
60-64	男	-12.6--7.8	-7.7-0.9	1.0-6.7	6.8-13.1	>13.1
60-64	女	-7.5--2.0	-1.9-5.2	5.3-11.3	11.4-17.7	>17.7
65-69	男	-13.6--9.4	-9.3--1.6	-1.5-4.6	4.7-11.7	>11.7
65-69	女	-8.2--3.1	-3.0-4.0	4.1-10.0	10.1-16.4	>16.4

2. 国际常用测试方法。

根据美国运动医学学会（ACSM）建议，该项目还可以按照下表测试和评估（表2-9、2-10、2-11，图2-13），这也是国际上老年人力量评估的常用方法。

表 2-9　国际老年人常用柔韧性测试方法

测试名称	评价内容	测试方法	器材
椅上坐位体前屈	下肢柔韧性	坐在椅子上，用手指摸脚趾，测量脚、手中指之间距离	43cm 坐高的椅子、尺子
双手背勾拉	上肢柔韧性	用双手在背后触摸或者双手尽可能接触或者重叠，测量脚、手中指之间距离。	尺子

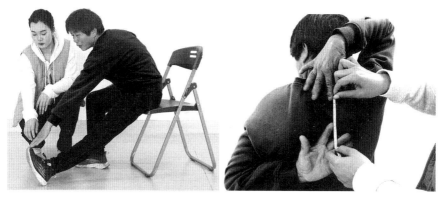

图 2-13　国际老年人常用柔韧性测试方法
(左图：椅上坐位体前屈；右图：双手背勾拉)

表 2-10 评价标准（正常范围）（女性）

年龄段	60-64	65-69	70-74	75-79	80-84	85-89	90-94
椅子上坐位体前屈(cm)	-1.3-12.7	-1.3-11.4	-2.5-10.2	-3.8-8.9	-5.1-7.6	-6.4-6.4	-11-3
双手背勾拉(cm)	-7.6-3.8	-8.9-3.8	-10.2-2.5	-12.7-12.7	-14-0	-17.8-2.5	-20-3

表 2-11 评价标准（正常范围）（男性）

年龄段	60-64	65-69	70-74	75-79	80-84	85-89	90-94
椅子上坐位体前屈(cm)	-6.4-10.2	-7.6-7.6	-7.6-7.6	-10.2-5.1	-14-3.8	-14-1.3	-17.1-1
双手背勾拉(cm)	-16.5-0	-19.1-2.5	-20.3-2.5	-22.9-5.1	-24.1-5.1	-24.1-7.6	-27-10

（三）特别提醒

1. 重视运动前拉伸而忽视运动后拉伸。

运动后拉伸可以促进疲劳恢复，尤其是对锻炼部位充分的拉伸。例如跑步后对大腿前后及臀部拉伸。运动后拉伸可以使收缩的肌肉拉长，防止肌肉僵硬，恢复肌肉线条。肌肉运动后尤其是力量运动后，肌肉会产生生理性收缩，长期没有拉伸，影响肌肉初始长度。

2. 拉伸方法单一，重视动态拉伸而忽视静态拉伸。

拉伸分为动态的弹性拉伸和静态拉伸。我们经常进行动态弹性拉伸，即快速振动式拉伸，这种拉伸可以最大拉伸肌肉韧带长度，但是易受伤，应该和静态拉伸相结合。静态拉伸就是保持某一拉伸状态 5-10 秒，运动前静态拉伸持续时间不可太长。

3. 重视下肢拉伸而忽视躯干及上肢拉伸。

在运动前进行腿部拉伸是大部分人的选择，但是往往忽视躯干及上肢拉伸。躯干包括腰腹、背部拉伸，对预防腰部疼痛具有重要意义，同时腰腹部拉伸可以增加腰腹筋膜弹性,可以更好地塑造腰腹肌群。

4. 肌肉韧带损伤康复忽视拉伸。

肌肉韧带损伤后,损伤部位初步愈合后(约48小时后),就需要对受伤部分进行适度拉伸,拉伸的目标就是尽快使生成的疤痕(内生型)尽量保持和周围肌纤维同样的力学特性。拉伸以产生酸、胀、痛为主,幅度以不出现刺痛为主。

专家建议:重视运动前拉伸也重视运动后拉伸;既要拉伸上肢,也要拉伸躯干及下肢;动态静态拉伸相结合;拉伸作为每次运动的重要组成。腰部的稳定性对预防后腰部疼痛有着重要意义,既要注意腰部的活动幅度,也要加强腰部肌肉耐力,增加其腰部稳定性。

四、灵敏与平衡:做个不倒翁

(一)平衡与健康

当某一天,你突然觉得自己走路没那么敏捷了,动作迟钝了,这就是平衡能力可能下降的提示。平衡能力是对身体位置的感觉和身体动作的快速整合。例如,年轻时,我们走路如果踩到西瓜皮,在脚下打滑的瞬间,身体迅速做出反应,调整身体姿势,防止摔倒。但是对老年朋友来讲,这个动作就很难完成了,很可能就会重重摔倒。再例如,散步时脚下绊到东西后能够快速恢复步行,这就是平衡能力在作用。好的平衡能力具有遗传性,当然,随着年龄增长,平衡能力会下降。另外,一些疾病会损坏平衡能力,如帕金森病、低血压、前庭功能紊乱以及一些药物的副作用等。

平衡能力是随着年龄增长而退化的,对外界信息的输入、运动能力和认知能力下降,继而导致坐下、站立和移动中平衡能力和灵活性下降,导致维持姿势和移动的困难。尤其是经常性跌倒的老人或行动不便者、迟缓者,需要注意平衡训练。

肌肉无力和平衡能力下降是跌倒的两大预警。跌倒带来的伤害不仅仅是跌倒本身，它会给心理带来深刻的负面影响，而卧床会加速肌肉力量的进一步丧失。因此，增加平衡能力、提高身体灵活性可以保障老年人积极进行独立生活、从事身体活动及体育锻炼。平衡能力使我们能够相对敏捷地上下车、上下楼梯、上下床等，可以使老人相对轻松地进行家务活动、含饴弄孙等。

（二）平衡能力的评价

1.《国民体质测定标准手册》（老年人部分）评价办法。

平衡能力一般分为静态平衡和动态平衡。对于老年人的平衡能力评价，一般用单腿闭眼站立时间及选择反应时间来评价平衡能力。

单腿闭眼站立测试：测试时，受试者自然站立，当听到"开始"口令后，抬起任意一只脚同时闭眼，同时测试员开表计时，当受试者支撑脚移动或抬起脚着地时，测试员停表。测试两次，取最好成绩，记录以秒为单位，保留小数点后一位，小数点后第二位数按"非零进一"的原则进位。如10.11秒记录为10.2秒。

表2-12　60-69岁老年人闭眼单脚站立评分表　　　单位：秒

年龄（岁）	性别	差（1分）	一般（2分）	中等（3分）	良好（4分）	优秀（5分）
60-64	男	1-3	4-6	7-14	15-48	>48
60-64	女	1-2	3-5	6-12	13-40	>40
65-69	男	1-2	3-5	6-12	13-40	>40
65-69	女	1-2	3-4	5-10	11-35	>35

资料来源：《国民体质测定标准手册》（老年人部分）

注意事项：测试时，注意安全保护。

2. 国际常用测试方法。

根据美国运动医学学会建议，国际常用老人平衡能力测试为起立—行走测试，方法如下（图2-14）。

8英尺（2.44米）起立—行走测试：测试者坐在48厘米的椅子上（椅子稳定靠墙），计时开始后，测试者尽快起立并绕过前面2.44米处的标记后返回椅子坐稳，停止计时。练习一次，正式测试两次，取最好一次成绩为测试成绩。

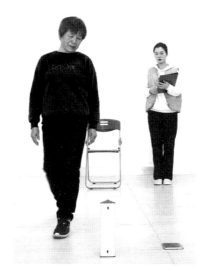

图2-14　8英尺起立-行走测试

评估标准如下：

表2-13　8英尺（2.44米）起立—行走测试正常范围　　单位：秒

年龄段	60-64岁	65-69岁	70-74岁	75-79岁	80-84岁	85-89岁	90-94岁
女性	6.0-4.4	6.4-4.8	7.1-4.9	7.4-5.2	8.7-5.7	9.6-6.2	11.5-7.3
男性	5.6-3.8	5.9-4.3	6.2-4.4	7.2-4.6	7.6-5.2	8.9-5.5	10-6.2

（三）特别提醒

1. 女性平衡能力更好：从性别来讲，因男女体型的差异尤其是骨盆结构的差异，女性重心高度相对比男性低，所以女性稳定性更好。

2. 增加力量和柔韧性可以减少部分因平衡不足造成的老年人跌倒风险。良好的稳定性是减少跌倒风险的重要因素。除了光线及道路等外在原因外，肌肉无力、步态和平衡能力差成为老年人跌倒的第二大常见原因。当然，较好的柔韧性和肌肉力量可以从某种程度上补偿跌倒的风险。也就是说，平衡能力随着年龄增长下降是正常的生理变化，但是，可以通过增加力量和柔韧性来预防可能造成的风险。

3. 运动前短时间静止拉伸可以增加平衡能力。

一般来讲，运动前时间较长的拉伸，尤其是静态拉伸（一个拉伸动作固定较长时间）可以增强肌肉力量和平衡（请参阅第六章）。持续时间较短（≤15秒）的静态拉伸以及专业的PNF（本体感受神经肌肉易化）拉伸明显改善姿势稳定性和动态平衡。

4. 经常运动是预防跌倒以及跌倒骨折的有效方法。

进行一些专业的灵敏性训练可以有效防止跌倒。

科学运动：老年健身指南

第三章　健身锻炼

导读：制定体育健身活动方案，主要考虑体育健身活动方式、体育健身活动强度和体育健身活动时间。

——《全民健身指南》

老年人健康体适能训练部分与年轻人相比，包含相同的四要素（FITT）：训练频率（Frequency）、训练强度（Intensity）、训练时长（Time）以及运动类型（Type）。

——《ACSM 老年人科学运动健身》

从中美两国健身的国际标准来看，参与体育健身运动共同包含必要的三个部分：一是体育健身活动方式，就是要参与的运动类型；二是参与体育健身活动的强度即锻炼强度；三是体育健身活动时间也就是训练时长。本章除了讨论这些共同关注的三个问题外，还讨论了锻炼前的准备工作以及运动频率问题（每周应该锻炼几次）。

> **小故事**：刚刚退休的张师傅，工作时兢兢业业，没一刻停下来。他生活中无不良嗜好，不抽烟、不喝酒，但也没有运动习惯。张师傅一退休，就想找点事做。受一老友的邀约，觉得运动是挺不错，做什么运动呢？想到自己多年前曾经参加过单位组织的排球比赛，还是有点基础，可以继续尝试。一帮朋友都是打的软式排球，于是乎，运动衣运动鞋一买，他在一个风和日丽的下午就和几个朋友出发到排球场了。简单活动后，看到大家打得热火朝天的样子，张师傅就上场参加友谊赛了。一个球过来，他赶紧伸手去接，"啊！"顿觉背部一阵剧痛，大家赶紧把他扶到场边，适当休息后，赶紧送往医院。所幸，只是轻微韧带拉伤……
>
> 分析张师傅的运动过程，不难看出，准备锻炼前的前期心理、身体准备不足，真正运动时热身运动不足，强度又不科学（上来就比赛）。

一、准备——磨刀不误砍柴工

（一）心理准备

老年人锻炼前，一定要做好心理上的准备。这个心理上的准备包括对自己的身体状况的了解、周边运动环境的了解、自己作息的了解等。尤其是平时运动不多的情况下，运动前更要做好思想准备。体育锻炼固然可改善身体状况，但是必须持之以恒，三天打鱼两天晒网、心血来潮的运动方式不仅难以促进健康，甚至会造成运动损伤。较严重的运动伤害事故，往往发生在不常运动而突然开始运动的人群。所以，一旦准备参加体育锻炼，就要给自己制定好计划。首先问自己几个问题：每周锻炼几次、每次锻炼多长时间、需要什么样的场地等。一般建议刚刚开始准备运动的老年人先从增加日常活动开始，逐步过渡到有规律的体育运动。如增加每天步行的时间或强度。如果已经每天进行散步等简单运动，那就从增加运动强度开始，由原来的散步变为快走；如果没有运动就从步行开始。另外，还要考虑运动场地器材条件：周边具不具备想进行的运动的条件。如你想游泳，周围没有游泳池也不行。对于大多数老年人来讲，从在小区里步行开始是个不错的选择，其次是利用社区里的健身器材，现在社区一般都有健身器材。另外需要考虑的是运动伴侣。运动时，如果能有一个伴侣再好不过了。家人是最佳选择，其次是社区邻居和朋友，找一个有运动习惯的人一起运动会快促进形成运动习惯。如果和你一起运动的人不能给你带来正能量，不能鼓励、促进你运动，那你可要注意了。

微信群、QQ群是一种不错的寻找运动伴侣的方式，也可以通过其他社交APP。老年人一定要学会跟随时代，可以充分利用现代聊天工具的群功能。其实，很多社区都有运动微信群，如果能加进去，就再好不过了。笔者的同事是位冬泳爱好者，他有一个微信群，群里都是周边爱游泳的人，大家在群里相约一起运动、相约一起旅游、相约一起休闲，既有利于运动习惯的养成，更重要的是可以找到一帮志同道合的人，可以调节退休后心理的变化，减少寂寞孤独。

心理上的准备还需要考虑运动的目的：提高自己的心肺耐力、提高自己的力量、改善自己的业余生活、提高自己的平衡能力等等。如果上述目标中，仅需要提高心肺耐力，那么你的运动项目中就需要选择增加心肺耐力为主的运动。如果目的是提高力量，那就需要以增加力量的项目为主。

（二）装备准备

找到合适的场地、合适的锻炼方式、合适的运动朋友，下面就需要着手准备装备问题了，装备问题说简单也简单，一双舒适的运动鞋是必备的。不要小看运动鞋，现在运动鞋的种类有很多，篮球鞋、跑步鞋、休闲鞋等。寻找适合自己的鞋，如果能从专业朋友那获取好的建议是最好，如果没有，只要找到舒适的、富有弹性的鞋子就行。舒不舒服，看看运动后腿脚的感觉就行。一般不建议穿拖鞋、皮鞋等来运动。至于运动服装，能有一身宽松、舒适、透气的运动装再好不过了。当然，如果你是夏天开始运动的，一条运动短裤加上一个T恤就够了。如果是在寒冷的北方冬天，准备的装备要复杂点，秋衣、外套都要准备。这里需要注意的是，开始运动的最佳强度是微微出汗，心跳明显加快，一般来说不出大汗为最佳强度。但是，对于有一定基础，需要进一步提升自己健康水平的老年人来讲，就提倡有汗运动。对于刚刚开始运动的人群，前三个月运动都以低强度微汗为主，随着身体机能的增加，可以逐步增加运动强度和运动时间。运动量是运动强度在时间上的累积。运动强度越大，运动时间则越短；反之，运动强度小时，运动需较长时间才能取得良好效果。研究表明，运动带来的益处和剂量存在关系。初期运动者，从不运动到运动，取得的身体益处增加最快，并且随着运动量增加，益处增加。研究发现以提高心肺耐力为主的运动，运动强度和运动量二者对心肺耐力提高均存在一个剂量效应。就如吃药一样，剂量越多，效果越明显。这里的剂量，可以是强度也可以是总运动量。也就是说，我们可以单独提高运动强度或者运动量，也可以二者同时增加，均可以提高心肺耐力，并且二者同时增加的结果更加明显。另外一项针对肥胖人群的研究也有类似发现，强度不变，每周运动 5 次，每次增加运动时间，从每次运动 30 分钟增加到每次运动 60 分钟，心肺耐力从 9.4%提高到 15.6%；进一步增加运动强度，从 50%增加到 75%CRF，心肺耐力继续增加到 19.6%。通过这些研究，我们可以看出，单独增加运动量或者运动强度，均可使心肺耐力增加约 10%左右。类似的研究还很多，并且在其他更大年龄段人群如 60 岁以上老年人中，均可以观察到类似结果。

（三）准备活动

接下来要重点介绍真正运动前的准备活动。如果你是运动新手，平时不怎么运动，那就从微汗的步行或者社区健身器材区开始。对于以微汗为主的步行，准备活动也就是慢走。当你步行 10 到 20 分钟时，停下做一些全身拉伸。

如果你准备更大强度地运动或者比赛，应该以低强度的微汗运动进行 10 分钟左右，然后再做如前所示的拉伸。之后，还要针对之后主要使用的部位进行拉伸。

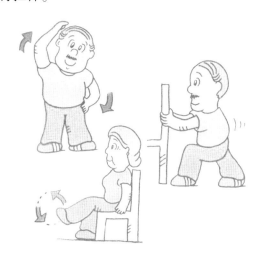

二、运动类型选择——化繁就简

说起运动类型选择，首先要弄明白是什么是运动类型。从运动中的供能方式来讲，一般分两种类型，一种是大家经常说的有氧运动，如长时间的跑步、爬山、打太极拳等等。这种运动类型强度不大，持续时间长，以提高心肺耐力为主。另外一种是无氧运动，运动强度大，持续时间短，如快速短跑冲刺等。从提高身体素质角度来看，运动类型又可分为提高耐力的运动（有氧运动）、力量训练项目（引体向上、健身房力量训练）、柔韧性训练（拉伸项目）等；从具体运动的形式来看，更是五花八门，跑步、篮球、排球、羽毛球、太极拳、健身气功、游泳、登山、骑自行车、广场舞等。不同形式运动，其健身效果也各有差异（见下表3-1）。

表3-1 体育活动方式与健身效果

体育活动类别	体育活动方式	健身效果
有氧运动（中等强度）	健身走、慢跑（6-8千米/小时）、骑自行车（12-16千米/小时）、登山、爬楼梯、游泳等	改善心血管功能、提高呼吸功能、控制与降低体重、增强抗疾病能力、改善血脂、调节血压、改善糖代谢
有氧运动（大强度）	快跑（8千米/小时以上）、骑自行车（16千米/小时以上）	提高心肌收缩力量和心脏功能，进一步改善免疫功能
球类运动	篮球、足球、橄榄球、曲棍球、冰球、排球、乒乓球、羽毛球、网球、门球、柔力球等	提高心肺功能、提高肌肉力量、提高反应能力、调节心理状态

体育活动类别	体育活动方式	健身效果
中国传统运动	太极拳（剑）、木兰拳（剑）、武术套路、五禽戏、八段锦、易筋经、六字诀等	提高心肺功能、增强免疫机能、提高呼吸功能、提高平衡能力、提高柔韧性、调节心理状态
力量训练	非器械训练：俯卧撑、原地纵跳、仰卧起坐等 器械训练：各类综合力量训练器械、杠铃、哑铃等	增加肌肉体积、提高肌肉力量、提高平衡能力、保持骨健康、预防骨质疏松
牵拉训练	动力性牵拉：正踢腿、甩腰等 静力性牵拉：正压腿、压肩等	提高关节活动幅度和平衡能力，预防运动损伤

在我们社区运动指导的咨询中，经常出现不必要的担心。如建议老人登山或跑步，他（她）担心膝盖出问题。确实对很多老年人来讲，膝盖疼痛是最常见的问题。但是膝盖疼痛的原因就是久坐不动或者久动但没有进行有针对性的腿部力量训练，老年性肌力下降是膝盖疼痛的重要原因之一，加强腿部力量训练可以有效减轻膝盖的不适。这似乎是个鸡生蛋还是蛋生鸡的问题：不运动腿部无力，参与运动会伤害膝盖。如何解决这个魔链？我们的建议是：做好准备活动，做好针对性锻炼，循序渐进进行。如何把握循序渐进的强度和运动量？一般建议首先选择增加腿部力量的项目进行，或者在所有运动中，都加上力量训练尤其是腿部力量训练。运动量该如何确定？今天的运动量和强度让你自我感觉良好，并且第二天没有明显引起膝盖不适，这就是你要的强度。如果今天运动使第二天身体不适尤其是膝盖不适，那就减少运动量（强度和时间），逐步调整到你自我感觉良好的运动量。当然，如果能到专业的评估机构进行良好评估那就最好不过了。确定运动强度是科学运动的金钥匙。

三、确定强度——科学运动金钥匙

运动强度的确定是科学运动中最重要的环节,也是科学运动的核心意义所在,是科学健身的金钥匙。我们知道,药物剂量对药效至关重要,剂量超标,可能就是毒药,剂量不足,药效不明显。运动强度和运动效益也存在这样的"量效关系"。尤其是对于低有氧能力的锻炼者,精确确定有氧运动强度非常重要。运动方法的艺术之一在于能够选择一个合适的运动强度刺激心肺系统而又不造成过度负荷。

运动强度最科学、最直接表现方式是按照最大摄氧量(VO_2max)或峰值摄氧量的百分比(VO_2peak)表示,最常用、最简单的是按照心率百分比表示例如最大心率百分比(%HRmax)、心率储备百分比(%HRR)表示。

不考虑运动模式,运动强度和运动时长总是负相关,也就是强度大运动时长要短,强度小运动时长要长。一般来讲,确定运动强度前,一般需要精确评估初始心肺耐力分级(参考第二章心肺耐力自测部分)、运动兴趣爱好及运动风险。对于提高心肺耐力水平,要么大强度配合短运动时长,或者用中小强度配合长运动时长。而对于大部分人来讲,推荐进行较长时间运动的中低强度。高强度运动会增加骨关节损失的风险,往往会挫伤运动的积极性。根据美国运动医学学会建议,40/50%-85%VO_2R 的运动强度对一般健康成年人都是合适的。30%VO_2R 的低负荷运动强度对于久坐人群已经足够提高其心肺健康水平。通常来讲,越健康的人,需要更高的运动强度才能进一步促进心肺健康水平。运动强度可以用摄氧量储备(VO_2R)、HR(心率)、RPE(自我疲劳感)、MET(梅脱,代谢当量)表示。一般可以把 40%-60%VO_2R 称作中等强度,60%-85%VO_2R 称为较大强度。

下面就前面提到的几种运动强度的计算方法进行讲解。

(一) 摄氧量储备法（或 MET）（精准但不易实现）

1. 首先需要测试我们的最大心肺耐力水平即 VO_2max（最大摄氧量）或者 VO_2peak（峰值摄氧量），该值表示为相对值，即单位为 $ml/kg \cdot min^{-1}$，或者 MET 值。MET 值或梅脱值，也叫代谢当量，1MET 等于 $3.5ml/kg \cdot min^{-1}$，表示一个基础代谢当量。那么最大摄氧量除以该值就是最大心肺耐力的 MET 值，如 $VO_2max = 35ml/kg \cdot min^{-1}$，那么，最大心肺耐力等于 10MET，相当于基础代谢的 10 倍。

2. 确定摄氧量储备（VO_2R）。

$VO_2R = VO_2max$（最大摄氧量）$-VO_2rest$（安静摄氧量）

3. 根据个体健康情况确定运动强度区间。

如：久坐人群开始强度选择 $40\%-60\%VO_2R$ 中等强度。

健康水平高的可选择 $60\%-85\%$ 的较大强度。

4. 计算运动中目标摄氧量（靶摄氧量），公式如下。

目标摄氧量 = [运动强度（%）$\times VO_2R$] $+VO_2rest$

例如：最大心肺耐力是 10MET 的人，想以 $50\%VO_2R$ 运动，那么该如何计算运动中的摄氧量？

$$靶摄氧量 = 50\%VO_2R+VO_2rest$$
$$= 50\% \times (10MET-1MET) +1MET$$
$$= 0.5 \times 9MET+1MET$$
$$= 5.5MET \text{ 或 } 5.5 \times 3.5ml/kg \cdot min^{-1} = 19.25ml/kg \cdot min^{-1}$$

结合心肺耐力测试，使运动强度中摄氧量水平达到 $19.25ml/kg \cdot min^{-1}$，并确定此时的跑速或者功率以及此刻心率。

该方法是确定运动强度的最准确最科学方法，但因涉及呼吸代谢气体测试，对于普通健身者，存在一定难度。

(二) 最大心率百分比法（简单易行，强烈推荐）

如果说用前面的摄氧量储备法测量运动强度最为准确的话，那么其最大的不足就是需要专业的设备进行实验室测试，且在实际运动中又需要专业设备监控。而最大心率百分比法无疑是最简单最实用的确定强度的方法,监测运动心率的可佩戴手表等器材在现在市场上也有很多。

因为最大心率(HRmax)和摄氧量储备(VO_2R)及心率储备(HRR)相关(见表3-2),所以,可以用最大心率百分比来推测摄氧量储备百分比和心率储备百分比。美国运动医学会建议,提高心肺健康的目标心率控制在64/70%-94%HRmax。因此,这种方法中,最重要的是测试或者估算个体的运动中的个体最大心率(HRmax),可以通过递增负荷力竭运动直接测试HRmax,但实际运用中通常用下述公式估算HRmax。

(1) HRmax = 220-年龄

该公式被广泛使用,使用简单但变化较大,40岁以上的人,推测值较实际值要低,而40岁以下的人,推测值较实际值高。因此美国运动医学学会建议下述更为精确的计算方法。

(2) HRmax = 206.9-0.67×年龄

该公式被认为是更为准确的一种计算方法,计算中岁数用周岁,最大心率用进一法取整数。

如周岁38岁男性,HRmax = 206.9-0.67×38 = 181.4≈182。

表3-2 %VO_2R、%HRR 与%HRmax 的关系

%VO_2R	%HRR	%HRmax
40	40	55
50	50	66
55	55	70
60	60	74
65	65	77
70	70	81
75	75	85
80	80	88
85	85	92

%VO$_2$R	%HRR	%HRmax
90	90	96

（三）心率储备百分比法

心率储备百分比法考虑到安静状态下的心率和最大心率，所以被认为是更为准确的运动强度表示法，这种方法比最大心率百分比法更为准确，另外心率储备百分比和最大摄氧量百分比等值，也就是说，60%VO$_2$R 强度等同于 60%HRR 强度。

心率储备：HRR = HRmax−HRrest（最大心率−安静心率）

（安静心率一般是指空腹、安静状态下的心率，一般在早晨起床前或者静坐时测试。）

例：某62岁健康男性，安静心率为77次，现计划需要保持40%-60%VO$_2$R，其心率应该如何控制？

分析：40%-60%VO$_2$R 等同于 40%-60%HRR 心率储备强度。

因此计算如下。

最大心率：HRmax = 220−62 = 158 次/分钟。

心率储备：HRR = HRmax−HRrest = 158−77 = 81 次/分钟。

下限：40%HRR = 81×0.4 ≈ 33 次/分钟。

上限：60%HRR = 81×0.6 ≈ 49 次/分钟。

实际目标心率区间为（加上安静心率）：

下限：40%HRR+HRrest = 33+77 = 110 次/分钟。

上限：60%HRR+HRrest = 49+77 = 126 次/分钟。

（四）运动自觉量表

摄氧量储备法需要运动测试，而心率法虽然便捷但变动较大，所以有研究人员就研制了运动自觉量表，该量表是以自己的运动中的感觉来评估运动强度，最早由美国的 Borg 于1962年所创，后又经不断完善。运动中的自觉强度通常用数字6-20表示（表3-3），其中12-14表示有些吃力，相当于60%-80%VO$_2$max 的强度，一般最适宜的自觉强度范围在 11-15。如果不知道最高心率以及感觉靶心率太高或者太低时，可以用运动自觉量表来设定强度。为了更方便易行，有研究者提出用"谈话测试"来控制强度，该测试认为，当运动中，测试者感到谈话很难受，或者不能顺利交谈时，一般认为已经超过有氧运动，机体外周缺氧，进入所谓无氧阈阶段。最佳有氧强度在运动时能够明显感到谈话受阻、不能顺利成句的强度以下（11-15）。

表 3-3　Borg 运动自觉量表

RPE 分级	自我疲劳感描述	谈话测试	备注
6			低强度
7	非常轻松	谈话很轻快，很舒适	低强度
8			低强度
9	很轻松	谈话轻松	低强度
10			中低强度
11	轻松	能顺畅谈话	中低强度——健康水平低者适用
12			中等强度——健康水平低者适用
13	有点吃力（有点累）	能顺畅谈话，但略有不适	中等强度——健康水平低者适用
14			中高强度——中等健康水平者适用
15	吃力（累）	谈话不舒服，不能成句	中高强度——中等健康水平者适用
16			中高强度——健康状况良好者适用
17	很吃力（很累）	无法谈话	高强度——健康状况良好者适用
18			高强度
19	极其吃力（非常累）	无法谈话	极高强度
20	精疲力竭		极高强度

如何选择自己的运动强度呢？表 3-4 中是各类健康人群参考的运动频率、强度和运动时间。例如，一个健康水平欠佳，不常运动的 65 岁老人，可以选择第一列中健康水平较低（久坐不动）所推荐的运动强度、频率和时间。为了更加方便控制运动强度，也可参考表 3-5 中的描述，把运动强度按照心率和主观感觉分成了三类，这样更容易理解。

表 3-4 不同健康水平的运动频率、强度、时间分级表

	健康水平较低（久坐人群）	中等健康水平	健康水平良好
运动频率	3 天/周	3-5 天/周	3-6 天/周
运动强度			
心率储备强度 HRR%（次/分）	40%-50%	50%-60%	60%-85%
最大心率强度 HRmax%（次/分）	55%-65%	65%-75%	75%-90%
自觉疲劳量表（RPE）	12-13	13-14	14-16
运动时间（分钟）	10-30	20-40	40-60

表 3-5 体育健身活动强度划分及其监测指标

运动强度	心率	呼吸	主观感觉
小强度	<100	平稳（能不间断流畅交谈）	轻松
中等强度	100~140	比较平稳（交流不畅，有间断）	稍累
大强度	>140	急促（无法顺利交流，气喘吁吁）	累

四、确定运动时长——挤出来的健康

有些人想要去运动时，总是觉得没有时间。没有时间变成阻碍大多数人经常参加运动的原因。对于老年人来说，似乎时间很多，但似乎也更忙。忙家务、忙子孙、忙着喝茶聊天打扑克、忙着看电视、忙着采购等等。其实，这些所谓的忙，都是不愿意改变自己的生活方式的借口而

科学运动：老年健身指南

已。改变久坐不动的生活方式，改变忙忙碌碌而疲惫的生活方式，仅需要每天多给自己挤出10分钟时间而已。所以说，对于刚刚开始准备锻炼的久坐人群、体质差的老年人，可以从每次10分钟开始。早上饭前挤出10分钟，小区快步走10分钟；下午太阳落山后，趁着乘凉时，快步走10分钟；晚饭后睡觉前，跨步走10分钟。也许很多人听说，这个时间点不适合运动、某个运动不适合你，对于这些，我们姑且不用管它，先动起来再说。10分钟运动所带来的益处远远高于可能存在的风险，并且，这种中等强度的短时间"微运动"是对广大老年朋友来说最好的方式。

从科学锻炼的角度来讲，运动时间的长短取决于运动强度，强度越大，运动时间越短，当然还与锻炼的目的有关。美国运动医学组织和中国全民健身指导专家都给出了类似的建议："对于中等强度的运动，每次至少持续10分钟，每天累计至少30分钟，如果能达到60分钟（1个小时），效果将更佳。"

也就是说，如果进行微运动，每次10分钟，每天累计30分钟，这也是一种忙碌人士或难以找出集中时间锻炼的人士的选择。但是，从科学健身的角度来讲，还是建议逐渐过渡到规律的、每次30分钟以上的锻炼习惯。

五、锻炼频率——三天打鱼两天晒网也无妨

坚持有规律的锻炼是改变当前生活方式的最重要手段。很多老年朋友，闲暇时间不少，但是总是因各种原因忽视了锻炼，或者没有持续锻炼，这既不利于提高健康，也容易造成运动损伤。很多受伤事故，多发生在运动新手身上。如果我们按照周来规划运动锻炼计划，比每天运动更适合自制力较差的人。每周至少锻炼三次，也就说，可以锻炼一天休息一天，也可以锻炼两天休息一天。总之，用三天打鱼两天晒网来形容

体育锻炼频率再合适不过，打鱼就是锻炼，晒网就是休息。当然，要每周坚持三天打鱼两天晒网，不能一月内只打三天鱼。可能有人对按周安排工作没有概念，那就按照日历单双日安排，如单号日运动，双号日休息。体育锻炼后一定要进行充分的恢复性休息，锻炼强度越大，运动时间越长，休息时间越长。前面提到的每次10分钟左右的微运动，可以每天进行。美国运动医学组织和中国全民健身指导专家都提出建议：每周累计150-300分钟中等强度运动，或者每天进行至少20-30分钟更高强度的运动，每周累计运动75-150分钟，相当于中等强度和高强度运动混合，效果更佳。

怎么保证每周的运动次数呢？我们不妨分几个阶段：运动初期、坚持阶段和保持阶段。运动初期，锻炼次数、强度和时间均可以少点、小点，循序渐进，该阶段一般进行1-2个月；初期阶段后，基本准备好各项工作，就是坚持阶段，该阶段可以按照上述建议进行，并逐步养成锻炼习惯。

科学运动：老年健身指南

第四章　心肺耐力训练

导读：心肺耐力在国际上被认定为新的"生命体征"，心肺耐力是从运动生理学角度评价人体吸收利用氧气效率的参数，而在中医理论中，众多养生理论也是围绕"氧气"而进行的调气调息，是为"氧"生。心肺耐力下降和早期全因死亡风险明显增加有关，尤其是与心血管疾病死亡相关。提高心肺耐力与降低全因死亡率相关。简而言之，一个人心肺耐力决定其后半生的生活质量，甚至预测了死亡方式，因此本书始终把提高心肺耐力作为所有锻炼目标的首选。用专业的话来说就是：心肺耐力是体质健康的核心要素。因此，体育锻炼的核心要围绕提升心肺耐力为目标。心肺耐力下降，从体育学角度来讲，是百病之源，它的意义比疾病本身更有意义。

小故事：笔者在社区做慢性病运动干预的过程中，有一件困惑的事。近期来了一批糖尿病患者，我们精心为每个人设计研究方案，进行了为期三个月的干预，起到非常好的效果，最显著的表现是心肺耐力提高了不少。但是，令人困惑的是，不少患者提出退出运动项目。经了解，原来是他们最关注的血糖变化并不明显。于是我们做了一场报告《生死攸关的心肺耐力》。通过报告，这些糖尿病患者明白了心肺耐力的提高远比心肺血糖的变化更重要，并且也了解到血糖变化和心肺耐力之间的关系。

于是，这些慢性病患者又开始继续按照我们的计划进行运动。

一、运动方法

笔者很高兴地看到,在公园或户外建设场所,一帮帮精神抖擞的老年人正进行着五花八门的运动,像二指禅、软骨功、四肢行走……一批批老年人正不断摸索着找出适合自己的运动。而对于大众的锻炼方式,首选的是跑步、快走。早上或者晚上,总看到运动场有一批老年人,在气喘吁吁地慢跑。这就是我们所称的"心肺耐力训练",也叫有氧训练。有关心肺耐力的意义我们在第一章已经详细说过,那么怎么提高自己的心肺耐力呢?那就是能长期坚持运动。根据我国全民健身指南和美国成年人健身指南,对于大多数成年人,能获取益处的运动频率为每周进行3-5次,频率随运动强度改变而改变,强度大,频率可减少。对于长期不运动的老人朋友来讲,一般建议可以从每周2次,逐渐过渡到每周4-5次,不建议一开始就进行3次以上的运动。并且随着运动频率和运动总量的增加,运动损伤的风险明显增加,因此对于老年人,不推荐运动强度较大、且锻炼频率高的运动。随着运动能力的增加,可以慢慢增加运动频率和运动强度。有哪些运动呢?太极拳、快步走、慢跑、游泳、健身气功、乒乓球、柔力球、广场舞等,都是很好的有氧运动项目。

有氧运动方法同样遵循FITT-VP运动方法原理(即F=训练频率;I=训练强度;T=训练时长;T=运动类型;V=运动量;P=进展)。

提高心肺的运动方法：

1. 训练频率（F）：安排中等强度的锻炼每周至少5天；大强度每周至少3天；或组合中强度和大强度运动每周3-5天。

存在问题：部分老年人总运动量不足，强度小或者运动时太短。

2. 训练强度（I）：中等强度或大强度，或者组合不同强度的运动。强度取决于患者的心肺功能健康情况。

建议：在身体健康状况良好的情况下，以提高强度缩短运动时间为主。身体健康状况不良的情况下，以中等强度、短时间为主，但需保证总运动时间。

3. 训练时长（T）：中等强度每次30-60分钟左右，每周150分钟；大强度每次20-60分钟左右，每周90分钟。

建议：老年人从中等强度开始，每次时间30分钟，如无时间或者不能坚持，可以分多次完成，每次10分钟为一个单位。

4. 运动类型（T）：选择有节奏的有氧运动，尽可能持续保持大量肌肉群参加，从技术需求不高又能让自己呼吸加快、心率加快的运行项目开始，如太极拳、自行车、跑步、游泳、爬山、力量健身活动、快走。

5. 进展：运动进展一般包括开始阶段，提高阶段和维持阶段。根据个人健康情况，逐步调整运动强度和运动量，一般每个阶段持续4-8周（1-2个月），身体能承受的情况下，运动时长每两周增加5-10分钟。

6. 运动量：推荐每周进行1000 MET·min·wk^{-1}的运动量。

提高心肺耐力的运动训练一般包含以下几个阶段。

- 热身（5-10分钟）
- 耐力训练（20-60分钟）
- 调整恢复（5-10分钟）
- 拉伸放松（≥10分钟）

热身的目的是让血液流向工作的心脏和骨骼肌，升高体温，降低发生肌肉和关节损伤的概率，并减少可能发生的心律异常。在热身期间，运动的节奏逐渐提高到能让身体进行更高强度的运动。

热身一般从 5 到 10 分钟的低强度开始（<40%VO_2R）到中等强度（40%-60%VO_2R）的有氧活动。例如，快步走对于进行慢跑的中老年人，可在耐力训练阶段进行热身。在耐力训练阶段，有氧运动根据 FITT-VP 运动方法原理进行安排。这个阶段通常持续 20-60 分钟，具体取决于运动强度。正式运动后立即进入调整恢复阶段，要防止运动骤停，以避免突然停止运动提高心血管疾病风险。在此阶段，应在原处继续锻炼（例如，散步，慢跑或骑自行车），以低强度持续 5-10 分钟，这种轻度活动使心率（HR）和血压（BP）达到返回基线水平，这样可以持续保持肌肉挤压作用，增加静脉回流并加快恢复过程，防止因骤停造成血压在下肢淤积、回心血量不足，减少因此引起的头晕和昏厥等重力性休克等现象。

拉伸阶段通常持续至少 10 分钟左右，在调整恢复阶段后执行。主要针对锻炼部分进行静态拉伸，如腿部、背部、臀部，调整恢复后的拉伸运动有助于减少抽筋或肌肉酸痛，加速肌肉恢复。

二、运动强度

（一）强度安排

提高心肺耐力的最理想的运动强度是无氧阈强度，但是无氧阈强度的测试比较复杂，需要专业设备及专业技术人员。因此，在实际运动强度安排中，都进行了简化。运动强度的选择说起来似乎很麻烦，但又很重要，第三章详细介绍过运动强度的算法。但实际上，用最简单的最大心率百分比法来表示的话，就是自己最大心率的 40%-60%，具体算法可参考第三章。如果从其他主客观指标来看，可把强度进一步分为三类，第一类是无汗运动，这里以散步为主，无汗但略感体热，心跳、呼吸无明显加强，这可称为低强度有氧运动。第二类是微汗运动，这类以快步走为主，身体微微出汗，体温增高、心跳增加；第三类是有汗运动，这类运动以慢跑为主，身体明显出汗，心跳、呼吸明显加快，运动时无法正常交流。第四类为大汗运动，运动时大汗淋漓、气喘吁吁，心跳急速。

4-1 体育健身活动强度划分及其监测指标

运动强度	心率	呼吸	主观感觉	具体描述
小强度	<100	平稳（能不间断流畅交谈）	轻松	无汗或微汗，心率略快或者无感觉，自觉身体略发热。
中等强度	100-140	比较平稳（交流不畅，有间断）	稍累	明显出汗，心跳、呼吸明显增加。
大强度	>140	急促（无法顺利交流，气喘吁吁）	累	大汗淋漓、气喘吁吁、心跳急速。

对于不同身体健康状况的老年人，我们建议起始阶段选择不同运动强度，一般分三类。如久坐不常运动的人，就要从第一类小强度散步开始；对于已经经常进行第一类小强度运动的老年人，要开始增大运动强度了，要由散步变为散步中间断性快步走，使自己的心率和呼吸明显增加，并且要从间断性快步走变成长距离长时间的快步走；对快步走逐渐适应后，就要进入第三阶段的运动强度，心率和呼吸显著加快，出汗量明显增加。初始阶段，可以选择慢跑和快走或者慢跑和慢走相结合，逐渐过渡到全程慢跑。我们要记住：心肺耐力训练对于老年人来讲，就是使呼吸、心率明显增加，出汗量适度增加。

不同健康状况的运动强度选择可参照表4-2进行。

> **全民健身指南——老年人建议强度**
>
> 以中等强度运动为主,运动时心率较安静时增加 10%-20%,或者控制在 100-120 次/分,身体机能好且有运动习惯的老年人,可进行大强度运动。

表 4-2　不同健康状况运动强度选择

健康状况	强度（%HRR）	%HRmax	RPE
差	30-45	57-67	轻松-稍累
一般	40-55	64-74	轻松-稍累
平均水平	55-70	74-84	稍累-累
好	65-80	80-91	稍累-累
优秀	70-<90	84-96	有点累-很累

（二）强度监控

在整个有氧运动计划中,请仔细监控运动强度,以确保运动中的安全,并确认能达到或接近规定强度,之前提到的目标心率计算和运动自我疲劳感判断可用于此目的。因此,要学会如何使用心率触诊技术监测运动强度或者佩戴心率检测的健康手环,或者使用运动自觉量表来判断运动强度。

虽然可佩戴手环测试心率的准确性还有待检验,但无疑是当前比较经济便捷的手段。当前有两种测试心率的手环或者手表,一种是通过光电,一种通过心电。前者价格经济实惠,是目前市场上主要采用的技术。

使用快速的心率自测方法也是有效的。测试心率的常用部位是桡动脉或者颈动脉,一般在运动时测试 10 秒钟,再乘以 6,就可以算出一分钟心率。

前面提到的自我疲劳感判断或者是谈话测试也是行之有效的。

谈话测试是在锻炼过程中通过交谈的舒适程度来评价强度,它是基于运动强度和肺通量之间的关系来评价。随着运动强度增加,通过肺进入呼吸系统的摄氧量也增加,当达到某一点时,肺的通气获取氧气能力超过运动强度,两者不再以线性方式增加,而是以指数函数模式增加,这个点称为通气阈。在通气阈值时,很难在运动中说话。研究发现通气阈和乳酸阈值有关(无氧阈为乳酸阈值中的第二乳酸阈),也就是说之后运动强度再增加,将以无氧为主。谈话测试提供了一种相当精确和一致的方法。简而言之,就是运动时,接近不能流利谈话的强度,是为最佳强度,所以我们可以看到,很多老年人早晚的散步,是有氧运动,但不是提高心肺耐力的最佳强度。如果运动时已经完全不能交谈,这时运动量就超过建议强度,属于剧烈运动。

三、运动时长

运动持续时间是指一段时间内进行体力活动的时间总和,即每次锻炼的时间,或者每天、每周锻炼的时间。对大多数成年人,推荐的运动时长是每天累计 30-60 分钟(每周至少 150 分钟)的中等强度有氧耐力运动,或者每天至少 20-60 分钟(每周至少 75 分钟)的较大强度运动。对于老年人,我们不建议进行较大强度的运动,除非老人确实长期运动,且体力充沛。当然,如果每天运动不足 20 分钟,对久坐不动的人群依然是有效的。因此对于老年朋友来讲,推荐一次完成 30 分钟的锻炼,也可以通过一天多次的至少持续 10 分钟的累计运动时间完成。

不管是指导别人运动还是自己为自己制订运动计划,运动方法中所要完成的运动强度和持续时间,一定要考虑个人的承受能力,既要给心肺系统一定的刺激和压力,又不至于过度疲劳。如前所述,强度和运动持续时间是负相关的,运动强度越低,锻炼时间越长。根据国内外研究机构的建议,可累计运动 20-60 分钟,持续运动或者间歇性运动均可。对于健康个体,通常可以维持运动强度 60%-90% 的摄氧量储备百分比保持 20-30 分钟。而对于想改善提高心肺功能的个体,按照建议强度,持续时间 30-60 分钟,这适用于大多数成年人。在改善阶段,每 2 到 3 周可增加 5 分钟持续时间,直到参与者可以持续进行中度至剧烈强度运动 30 分钟。条件差和年龄较大的人可以低强度运动（<40%VO_2R）5-10 分钟即可,也可执行多个这样的微运动（例如,每天最少完成两个或三个 10 分钟的运动）累积 20-30 分钟的有氧运动。另外,要估算运动持续时间的另一种方法是计算锻炼中的热量消耗。为达到健康促进的程度,一般建议每周进行至少 150 分钟的中等强度运动,这相当于每周热量最小阈值为 1000 kcal。因此,可以设定每天热量阈值为 150 至 400kcal;但是,一般不建议使用绝对运动强度（例如 $kcal·min^{-1}$）,因为没有考虑到个人差异,比如体重、健康水平或性别。但是,在锻炼计划的初始阶段,每周的运动热量消耗可能大大降低（200-600 $kcal·wk^{-1}$）。为达到每周 300 分钟的中等强度运动,每周的热量消耗必须从 1000 增加到 2000 kcal。这个可以通过逐渐增加锻炼的频率、强度和持续时间来达到。例如,为了让 60 公斤的女性每次以 7 MET 的强度每周运动五次,达到每周净热量 $1500kcal·wk^{-1}$,她每次运动需要消耗 300 kcal（1500kcal/ 5 = 300kcal）。我们可以估计她运动的总热量成本（$kcal·min^{-1}$）,使用以下公式：

总热量消耗（$kcal·min^{-1}$）= MET×3.5×体重公斤/ 200。

要计算她的净热量支出活动,需减去安静时的基础氧气消耗（1MET）。

因此,最大摄氧量需减去 1MET 的安静摄氧量（7-1=6 MET）。

计算如下。

净热量消耗= 6 MET×3.5×60 kg / 200= 6.3 $kcal·min^{-1}$

因此,她大约需要锻炼 48 分钟（300 kcal / 6.3 $kcal·min^{-1}$）,每周 5 次以实现她的每周净热量支出目标 1500kcal。

现在很多可穿戴手环上,都有运动热量消耗值,可参考热量计算运动时间。

> **老年人建议运动时间**
>
> 《全民健身指南》(2018)：
>
> 每周运动三次以上，每周运动150分钟以上。
>
> 《中国居民膳食指南》(2016)：
>
> 推荐每周应至少进行5天中等强度身体活动，累计150分钟以上；坚持日常身体活动，平均每天主动身体活动6000步；尽量减少久坐时间，每小时起来动一动，动则有益。

四、运动量

运动量是由运动的频率、强度和时间共同决定的。运动对健康的促进作用不言而喻，但一定是在保证足量的运动量前提下才能实现。

研究表明，运动量和健康收益之间存在量效关系，也就是健康收益随着总的运动量或者体力活动量增加而增加。但有没有一个最低限制，至今并没有结论，只能说，当运动总量少于一定值时，心血管疾病的发病率和死亡率明显增加。研究给出的意见是500-1000MET每周，这个值折合成不同运动强度，大概是中等强度（如慢跑，强度为7MET），如运动量达到该值，需每次跑步30分钟，进行3-5次才可达到500-1000MET的总量。如果增加运动强度，如游泳（强度为9MET），每次60分钟的话，每周只需要到2-3次就达到下限。当然，这个量指的是底限，随着总量的增加，所获得的健康效益继续增加。但也要注意，过度运动会带来运动伤害的风险。什么是最高的限制，其实每一个人本身就是感受器，当运动量增加到你觉得身体不适时，就适当降低。科学家一直想把这些值量化，实际上，每一个人对自己的身体都有深度感知。运动使自己感到舒适，这就行了。当然，这个舒适并不是指运动本身，运动时会有流汗、身体遇到挑战、心肺机能压力增加等等带来的不适，但我们追求的应该是运动后身体、心理的健康舒适。

MET·min 是能量消耗的指数,通过将 MET 值乘以时间得出活动的分钟数,可用于度量运动量。如每周进行一次 6MET 强度的运动 150 分钟,运动量为 900MET·min·wk^{-1}(6 MET×150 分钟 = 900 MET·min·wk^{-1}),美国运动医学学会建议的成人运动量为每周 500-1000MET,这个运动量相当于进行中等强度(3-6 MET)锻炼约 150 分钟。此外,计步器、运动手环等均可以用于量化运动量,总步长每天 5400-7900 步可以满足对大多数成年人的活动建议。

> **梅脱知识小普及**
>
> 我们可以在本书或者其他资料中,经常看到"梅脱"一词,"梅脱"是英文 MET 的中文音译,实际意思是"代谢当量",英文原文为 metabolic equivalents。1MET,称为 1 梅脱,表示 1 个代谢当量,顺次 2MET,称为 2 梅脱,表示 2 个或者 2 倍代谢当量。1 个代谢当量(1MET),用消耗的氧气表示就是 VO$_2$ = 3.5kg·min^{-1},即每分钟每千克体重消耗 3.5ml 氧气,一般指空腹、清醒、安静状态下的基础代谢,以此为单位(当量)。如某项运动,消耗的氧气可表示为此值的倍数,就显得简单明了。如步行,为 3MET 左右,意为步行热量消耗是安静状态的 3 倍或为 3 个当量,即能显示出该运动的强度,也可以算出能量消耗。同时也可以用梅脱表示最大心肺耐力,如一个人的最大摄氧量为 35ml/kg·min^{-1},也表示为 10MET(35÷3.5 = 10)。

五、锻炼形式

心肺耐力锻炼既然如此重要,怎么保证锻炼随时随地进行?方法有以下几种。

1. 系统锻炼型:这种锻炼指的是具备一定运动技能和运动习惯,能够在相对固定场所及固定锻炼时间进行运动。如晨练太极拳；下午的定时徒步走、跑步；晚饭后的广场舞、快走；在健身俱乐部进行跑步机运动、蹬车、游泳等。上述运动是具有足够的健身健康意识和足够的健身活动条件，有相对充裕的可支配时间的运动。

2. 随时锻炼型：这种锻炼形式指的是没有充裕的时间安排，锻炼意识较强，那就随时、就地锻炼。如回家时，不用电梯而走楼梯；出门买菜时，步行去市场；在小区健身区进行简单活动。

3. 随机锻炼型：该锻炼形式适用于锻炼意识不强，锻炼条件不佳的人群。那就从家庭生活方式改变做起吧，以做家务、遛狗、居家锻炼为主。居家锻炼可以进行俯卧撑、拉伸等。当然，如果家中能购置简单健身器材最好，如哑铃、拉力带、跑步机、功率车等。

六、案例分析

性别：男　年龄：65　　身高：172cm　体重74kg

血压：145/80mmHg　　总胆固醇：6.4mmol/L

病史：无　　服药史：近期无服药　运动史：偶尔运动

运动目标：提高心肺耐力

运动方法：

第一阶段1-2个月（开始阶段）。

运动频率：每周3次。

运动时间：每次30分钟以上，或者早晚各20分钟。

运动方式：2次散步+快步走；一次快步走后腿部力量训练（椅子坐起20次，2组）；运动后进行恢复和拉伸。

运动强度：微汗，运动中感觉到心跳及呼吸略加快，运动中能交谈。心率90-110左右（最高心率的50%-60%左右）。

注意事项：本阶段主要目的是能坚持每周三次以上的运动，强度不要求过大。运动后注意恢复，如有不适立即停止运动。

第二阶段：2-3个月（提高阶段）。

运动频率：每周3次及以上。

运动时间：每次30分钟以上，或者早晚各20分钟。

运动方式：快步走；慢跑；力量训练；柔韧性训练。

运动强度：显汗，运动中感觉到心跳及呼吸加快，运动中不能持续交谈。心率100-120左右（最高心率的55%-60%左右）。

注意事项：本阶段在第一阶段基础上适当增加运动强度，但依然不进行大强度运动。

第三阶段：3个月以上（维持阶段）。

运动频率：每周3-5次。

运动时间：每次30分钟以上，或者早晚各20分钟；每周150分钟以上。

运动方式：跑步+块步走；爬山，爬楼梯等；力量训练3-5个动作（如椅子坐起20次，2-4组）；运动后进行恢复和拉伸。

运动强度：显汗，运动中感觉到心跳及呼吸略加快，运动中能交谈。心率110-130左右（最高心率的70%左右）。

注意事项：

1. 最终养成规律体育运动的习惯，在养成锻炼习惯的基础上再进一步对运动强度和运动量进行目标化。

2. 该案例年龄略大，同时血脂偏高，BMI偏高，血压偏高，存在动脉粥样硬化心血管疾病风险，但无其他症状。运动中控制在中等强度以下（可不进行医学检查及运动测试等），但大强度运动存在风险，需要增加医务监护。

第五章 力量训练

导读：力量训练长期以来并没有引起老年朋友的普遍重视。肌肉力量的增加与减低心血管疾病风险及其他身体功能受限和非致死疾病的发生风险密切相关。增龄与老年人的肌肉力量和心肺功能下降相关，导致处理日常活动的能力受到影响，它使老年人面临丧失生活能力的危险。为了对抗增龄性的肌肉力量和心肺功能下降，同时预防和治疗脆弱综合征，力量和耐力训练应该是最有效的提高肌肉力量和耐力表现的方法。虽然抗阻力量训练主要是提高肌肉力量和肌肉耐力，但通过该类训练可以增加骨密度，减缓老年骨质流失速度，从而抵消骨矿物质流失（骨质疏松症），并可能减低血压，减少腰部疼痛综合征。不像欧美人那样注重形体锻炼和力量健身，我国老年人肌肉力量普遍不足。本章将着重介绍老年人力量训练的形式与方法。

> **小故事**：60多岁的老赵是一位有20多年跑龄的长跑爱好者。老赵不仅爱跑，还会跑，但是最近他却有了苦恼，现在进行同样的运动强度和量，膝盖却开始不适了。老赵有多年的跑步经验，他试着自己调节、治疗和减低运动量，但是再次上场时，还是不能解决问题。他来到我们的实验室，我们对他进行全面评估，最后发现，他下肢力量长期以来并没有进行系统力量训练，随着年龄增加，肌肉力量下降加速，但跑量没有明显减少。而减量后没有进行有效力量训练，加速下肢力量流失，所以造成膝盖疼痛。我们给出三个月的专项力量健身计划后，现在老赵又驰骋在田径场，但是他的周锻炼计划增加了2-3次的力量训练。

一、抗阻训练

抗阻力量训练一般分为静态抗阻、动态抗阻和等动抗阻训练。马步站桩、曲臂悬垂、平板支撑等属于静态抗阻训练，一般锻炼肌肉的耐力；在健身房的肱二头弯举（臂屈伸）、卧推、俯卧撑等属于动态抗阻力训练。等动抗阻训练一般需要专业的抗阻训练设备。静态抗阻多用于康复训练中，对抗力量损失和肌肉的程序萎缩，尤其是在住院、无法活动的情况下使用。但是对老年人来讲，静态收缩可能会导致胸腔内压力大量增加，这样会使静脉回流心脏减少，增加心脏的负担，导致血压大幅上升，不适用于有冠心病或者高血压的人。

动态抗阻训练适合各年龄段健康男性或女性，因动态抗阻的外加阻力可调节所以形式多样。在健身房可以使用杠铃、哑铃凳，居家可以使用一个米袋、一瓶矿泉水或者一个弹力带等，也可以借助自身肢体重量，如引体向上、俯卧撑等，称为自重训练。抗阻训练的关键概念为强度、重复、次数、组数、休息间隔、训练量和练习顺序。

强度：用个人最多 1 个重复的百分比（%1RM）表示，或者最大重复次数（nRM），即该人可以举起给定重量的最大重复练习次数（例如，8RM 等于该人最多能重复举起 8 次的最大重量）。1RM 表示最大重量（重复 1 次），1-10RM 和最大力量的百分比存在等值，见表 5-1。

表 5-1 重复次数和 1RM 之间关系

重复次数	%1RM
1RM	100
2RM	95
3RM	93
4RM	90
5RM	87

重复次数	%1RM
6RM	85
7RM	83
18RM	80
9RM	77
10RM	75

75%1RM以下强度和重复次数的关系如下：

60% 1RM = 20RM

65% 1RM = 18RM

70% 1RM = 12RM

强度与重复次数成反比。也就是说，重量增加，举起的次数就减少，增加举起的次数重量就减少。一个抗阻训练中，应该包括几组连续的重复，组间适当休息。运动总量就是在锻炼过程中举起的总重量，它应该是单次举起的重量×重复次数×组数。如卧推10RM，重量是40kg，做了3组，总运动量就是10RM×40kg×3组。刺激肌肉力量增长的最佳训练至今依然有争议，但是基本上认为，大强度（大重量）少重复次数发展肌肉力量，小强度（低重量）多重复次数发展肌肉耐力。既增长肌肉力量又增加肌肉体积的运动强度为8-12RM/组。要增加肌肉耐力，建议以≤50%1RM强度，重复15-25RM。

表5-2 健康人群抗组力量训练指导

目标	强度	重复次数	组数[①]	锻炼频率	训练数[②]
增加肌肉力量和体积	60%-80%1RM	6-12	2-4	2-3天/周（非连续）	8-10
增加肌肉耐力	≤50%1RM	15-25	≤2	2-3天/周（非连续）	8-10

①每组之间休息2-3分钟。

②同一肌肉或肌群在2-3个训练单元（2-3周）执行不同运动的

数量或者执行的动作数。

运动新手的建议见表5-3。

表5-3 运动新手力量训练指导

目标	强度	运动量	速度	频率	休息间隔
力量	60%-70% 1RM	2-3组 8-12RM	中-慢速	2-3天/周	多关节：2-3分钟 单关节：1-2分钟
增肌	70%-85% 1RM	1-3组 8-12RM	中-慢速	2-3天/周	1-2分钟
耐力	≤50% 1RM	≤2组 15-20RM	慢速	2-3天/周	<1分钟
爆发力	绝对爆发力：85%-100%1RM 相对爆发力：上肢：30%-60%1RM 下肢：30%-60%1RM	2-3组 8-12RM	中速	2-3天/周	多关节：2-3分钟 单关节：1-2分钟

美国运动医学学会建议，每周对每个大肌群（胸部、肩部、上背部、腹部、臀部和下肢）训练2-3天，并且同一肌群练习时间至少间隔48小时，隔天训练，让训练的肌肉在间隔48小时中充分休息恢复，这种频率适用于未经训练或进行业余训练的运动者。可以根据时间安排，在一次锻炼中练习所有大肌群，或者把身体分为多个部分，每次锻炼仅对部分肌群进行锻炼。例如，周一和周四以下肢肌群为主，做蹲起动作，而周三周五以上肢和躯干为主。锻炼者需要在每周4天的训练时间里把肌群练习2次，只要保证每周对每个肌群训练2-3天，不管是一次性训练还是分开训练，其效果都是一样的。力量训练一定要持之以恒。力量和肌肉维度的增长需要8-12周左右，但是力量的下降及肌肉的消退在运动停止1周后就立即开始。

对于老年人来讲，力量训练既可以穿插到日常训练中去，也可以单独安排，不管怎么样，力量训练过程中要保证安全，在运动的开始阶段可以从自重训练开始。

二、训练方式

什么是力量训练？很多老年朋友并不清楚。这里的力量训练指的是抗阻力量训练，是让肌肉群对抗阻力的运动，如持重从凳子上连续起立，就是负重力量训练。从凳子站起来这个动作我们经常做，但没有额外地加大对抗的阻力，很难称为抗阻力量训练。健身房有很多练习器械可以有效提高肌肉力量，比如自由负重、外加负重、空气阻力、拉力绳等。最典型的锻炼大腿前侧肌肉群的器械叫史密斯架，其动作称为史密斯深蹲（图5-1）。很多锻炼方式都可以练习腿部，踏台阶也是一种不错的方法。抗阻性力量训练可以是单关节针对某块肌肉的，也可以是多关节针对多块肌群的。如上臂前侧的肌群锻炼叫肱二头弯举，后侧的肌群锻炼叫肱三头肌伸展，负重提踵锻炼小腿后侧肌群等。

对于老年人，社区不少器械是锻炼力量的，如锻炼腿部力量的蹬伸器械、坐位推器械，分别起到锻炼腿部和躯干的作用，俯卧撑也是很好的锻炼上肢力量的方式。

肌肉对抗阻力收缩是有效抗阻训练的基础，这个阻力可以是拉

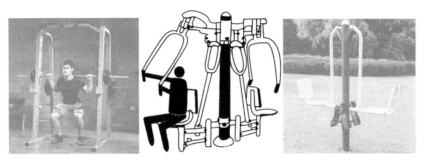

图5-1　常用力量健身器械

升重物、拉弹力带、抗自身重量（移动或者固定）等各种方式，这个取决于自身爱好、身体体能水平及锻炼的条件等，如下表5-4所示，他们有不同的优缺点，可以结合实际选择使用。

表5-4 不同类型抗阻训练优缺点

类型	优点	不足	举例
对抗自身体重	方式多样； 成本低； 动作简单，可随时进行	对抗阻力不可调； 体重过大或是受伤者难以完成； 仅仅依靠自身体重发展全身所有肌群存在一定困难和挑战	俯卧撑； 仰卧起坐； 引体向上； 蹲起，可从不同高度凳子上蹲起； 爬坡楼梯、爬山等
组合器械	动作可控； 负荷重量能更好保持； 负荷易调节； 易学易练； 多人群练习增加社交	需要进行专业指导和训练计划； 需要使用专业器械，成本高； 动作固定，微调重量较难。一些器械设计不符合人体特点，易受伤	健身中心常用的器械训练； 康复中心的气泵阻力器械等
自由（器械）选择重量	可模仿身体功能性活动； 训练环境要求不高； 坐位和站位都可以； 可进行单双侧锻炼	需要掌握动作的操作方法； 配重不同费用不同； 锻炼动作难以覆盖所有肌群	哑铃； 杠铃； 自制负重容器（如装沙子的矿泉水瓶等）
弹力带或弹力管	练习动作多样； 坐位、站位、卧位均可； 成本相对较低，但易老化，需定期检查更换	难以定量设定负荷重量； 需要多组配置重量； 需要配备握柄等	瑜伽带； 橡胶管； 橡胶带

三、训练量

抗阻力量训练中每个部分一般练习 2-4 组，可以用同一个动作重复完成数组来刺激训练部位肌肉，也可以通过不同动作来刺激锻炼同一肌群。如锻炼大腿力量，可以负重从凳子上蹲起，完成 4 组，也可以蹬楼梯 2 组，从凳子上蹲起 2 组。锻炼胸部肌肉可以是 2 组卧推加上 2 组俯卧撑，2 组的时间间隔在 2-3 分钟。锻炼时通过变化花样练习同一肌肉，既增加锻炼的有效性，也防止运动时的无趣，提高锻炼的兴趣。笔者推荐每个肌群或动作进行 2-4 组，那是 2 组好还是 4 组好，笔者认为只要能坚持做 1 组，对提高力量都是有帮助的，尤其是平时没有锻炼的人。如果采用不同动作锻炼同一肌群，每个动作锻炼 1 组，三个不同动作，相当于 3 组。一般建议 2-4 组，效果更好。

那么，到底每组做几个呢？我们知道，阻力越大意味强度越大，重复的次数越少，也就是能坚持的次数越少。如果想提高肌肉力量和体积及肌肉耐力水平，抗阻练习中每组重复 8-12 次左右，相当于最大力量的 60%-80%。这是什么意思？就是做到 8-12 个时，已经做不动了。所以就要考虑阻力的大小，做到 12 个时还很轻松，那就是阻力大小，也是强度太小。所以，重量的选择非常重要。如果运动者进行同一个动作的练习，第一组疲劳前最多能重复 12 次左右，那么在最后一组练习中，这个数值可能下降到 8 左右。力量训练时尤其要注意，每组训练时都应该感到瞬时疲劳，就是完成最后几个很吃力，但这时的疲劳不是肌肉真正的疲劳。

如果力量训练的目的是提高肌肉耐力，而不是力量和体积，那么应该重复更多次数，如每组重复 15-25 次。对于大部分老年朋友来说，力量和爆发力下降最快，特别是下肢力量，40 岁以后开始下降，65 岁后则下降更多。因此，老年人的力量训练以提高肌肉力量和爆发力为主，同时兼顾肌肉耐力。肌肉的丧失是不可避免的,即使是顶级运动员,无论怎么保持高强度训练也难以回到巅峰状态。而对于多数有伤、慢性病或者久坐的人群以及因年龄增长引起的肌肉功能下降,抗阻力量训练是帮助老年朋友恢复肌肉量和肌肉力量的非常有效的办法,尤其是年老体弱者或者久坐不动者。研究显示,抗阻训练可以改善老年人群的步行速度、坐起时间及长时间行走能力,爆发力训练则有助于改善日常生活能力。

四、训练计划

力量训练计划可以分 3 个阶段进行,每个阶段有不同目标和运动量。

初始阶段一般以掌握基本练习动作,了解训练目标肌群为主,该阶段可持续 1-2 个月。

目标:掌握基本动作、了解体会目标肌群用力。

运动频率:每周 2-3 次。

组数:1-2 组。

强度:重复 10-15 个。

间歇时间:每组间歇 3 分钟。

举例:

上肢及胸部锻炼:卧推,每周 2-3 次,每次 2 组(每组疲劳);

小区健身器材(胸推器):每周 2-3 次,每次 2 组(每组疲劳);

大腿前侧肌群锻炼:上楼梯,爬 4 楼,每次重复 2 组(每组疲劳);

小区健身器材(蹬腿):每周 2-3 次,每次重复 2 组(每组疲劳)。

进阶阶段是在充分学会各部分锻炼方法的基础上,进一步系统力量训练的阶段,也是养成力量训练的重要阶段。该阶段需保持一定的训练频率,具备一定训练条件,可以在小区进行,也可以在家进行。该阶段一般持续3-6个月。

目标：加强全身肌肉力量训练，进一步掌握动作，体会肌肉发力。

运动频率：每周3次以上。

组数：每个动作3-4组。

练习动作数：每次2-3个动作或者每次锻炼2-3个肌群。

强度：每组重复8-12个。

间歇时间：每组间歇2-3分钟。

举例：

腿部锻炼：爬楼梯（一步两台阶），爬3-5楼，每周3次，每次3-4组，每组间歇2分钟（每组疲劳）；

胸部及上肢力量锻炼：俯卧撑，每周3次以上，每次3-4组，每组间歇2分钟（每组疲劳）。

上肢及躯干肌肉锻炼：引体向上，每周3次，每次3-4组，每组间歇2-3分钟（每组疲劳）。

保持阶段是在指在完成进阶阶段后，已经建立比较好的力量锻炼习惯，掌握多种力量健身方法，身体各部位肌肉明显增加并已经体会到力量训练带给自己的益处。

目标：保持力量训练习惯，维持肌肉力量处于较好水平。

运动频率：每周2-3次。

组数：每个动作3-5组。

强度：每组重复8-12个。

练习动作数：每次3-4个动作或者肌群。

休息间隔：2-3分钟。

举例：

周一：卧推、爬楼梯、仰卧起坐。

周四：俯卧撑、负重蹲起、引体向上。

第六章　平衡及柔韧性训练

导读：平衡和柔韧性训练使我们保持良好的身体协调能力，好的协调能力可以防止跌倒，对慢性腰部疼痛又有良好的预防和改善作用。平衡能力发展涉及深层的神经生理机制，而柔韧性则和肌肉韧带的特性有关。老龄不是锻炼平衡能力的最佳年龄，但却是平衡能力最快下降的阶段。因此，老年人加强平衡能力训练是减缓平衡能力下降速度的必要做法。同样，"筋长一寸增寿十年"说的是柔韧性，虽说夸张，但亦不为过，柔韧性和运动损伤及慢性疼痛密切相关，所以，运动别忘拉伸。

小故事：老杨是退休领导，身体状况极好，已经84岁了，气色红润，得益于他的运动习惯。他是体育教师，锻炼既是工作又是生活方式。但最近他的身体却不行了，因为腰部疼痛加剧。

经详细了解和评估，老杨的病况为腰部肌肉强直，如同琴弦。原来，虽然是健身达人，但是每次运动后没有恢复和拉伸，所以致使肌肉韧带弹性下降。因此，经治疗后，老杨按照提供的拉伸放松方案执行，便可以正常运动。

一、平衡训练

平衡及柔韧性训练一般不单独作为训练内容，而是纳入日常锻炼中，和其他训练项目一起进行。平衡训练一般需要专注力，因此多在热身阶段后进行，也可以安排在训练中间进行。平衡训练的练习节奏低于力量和耐力训练，需要注意力集中，加上必要的伙伴帮助或者支撑器械如平衡垫等。训练计划一般包括动态和静态平衡训练。对平衡能力较差的老年人来说，一般先从静态平衡训练开始，如单腿站立、踮脚尖站立等，如果感到困难可以扶墙进行；或可进行一字步行走。也可进一步增加难度，进行不稳定支撑训练，如踩在平衡气垫上、坐瑞士球等。

（一）平衡训练原则

从双脚支撑到单脚支撑：训练动作从双脚支撑开始，慢慢过渡到单脚支撑，增加动作难度。

从睁眼到闭眼：训练开始时睁眼，随着难度增加，变成闭眼训练，增加难度。

从大支撑面到小支撑面：支撑面由大变小，由双脚变单脚，由单脚全脚掌着地到脚尖或者脚跟着地。

从稳定支撑到不稳定支撑：从站立稳定地面到站立不稳定的平衡垫等。

从静态训练到动态训练：从静止不动的训练逐渐过渡到行进间训练，增加训练难度。

（二）平衡训练动作举例

1. 站姿平衡运动（图6-1）。

（1）双脚着地，先将重心移到左腿上，从1数到20，再将重心移到右腿上，从1数到20，重心交替在左右腿上移动；重复15次以上。

（2）单脚着地，先将重心移到左腿上，右脚踮起，从1数到20；再将重心移到右腿上，左脚踮起，从1数到20；重复15次以上。

（3）双脚着地（闭眼）：先将重心移到左腿上，从1数到20，再将重心移到右腿上，从1数到20，重心交替在左右腿上移动；重复15次以上。

（4）单脚着地（闭眼）：先将重心移到左腿上，右脚踮起，从1数到20；再将重心移到右腿上，左脚踮起，从1数到20；重复15次以上。

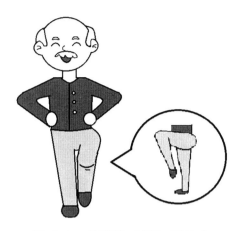

图 6-1 单脚睁(闭)眼站立

2. 扶椅跐脚(图 6-2)。

(1)扶椅跐脚尖:手扶稳定椅子,双足跐起脚尖,从 1 数到 20。

(2)扶椅跐脚跟:手扶稳定椅子,双足跐起脚跟,从 1 数到 20。

(3)扶椅跐脚尖(闭眼):手扶稳定椅子,跐起脚尖,从 1 数到 20。

(4)扶椅跐脚跟(闭眼):手扶稳定椅子,双足跐起脚跟,从 1 数到 20。

(5)扶椅单足跐脚尖:手扶稳定椅子,一脚提起,离开地面另外一只脚跐起脚尖,从 1 数到 20,之后交换另外一只脚。

(6)扶椅单足跐脚跟:手扶稳定椅子,一脚提起,离开地面,另外一只脚跐起脚跟,从 1 数到 20,之后交换另外一只脚。

(7)扶椅单足跐脚尖(闭眼):手扶稳定椅子,一脚提起,离开地面另外一只脚跐起脚尖,从 1 数到 20,之后交换另外一只脚。

(8)扶椅单足跐脚跟(闭眼):手扶稳定椅子,一脚提起,离开地面,另外一只脚跐起脚跟,从 1 数到 20,之后交换另外一只脚。

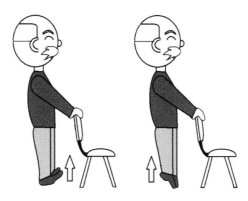

图 6-2　扶椅踮脚

3. 倒退走（图 6-3）。

倒退走是很好的稳定性训练动作，找一空旷地点，一般推荐在标准田径场内进行，确定环境安全后，可以进行倒退走练习。据有关资料研究显示，倒退走还可以有效缓解腰部疼痛和不适。

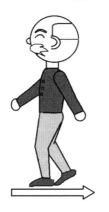

图 6-3　倒退走

4. 骑自行车。

自行车是很好的既能锻炼心肺耐力、提高下肢力量又可以改善平衡的锻炼方式。尤其是当前共享单车遍地开花的情况下，骑自行车无疑是很好的锻炼手段，但是要注意骑车安全。

5. 传统健身气功、太极拳。

太极拳及健身气功是很好的锻炼老年人平衡能力的练习，动作轻松舒缓，强度适宜。如太极拳，不仅增加下肢力量，还可以提升平衡。如前所讲，下肢力量和平衡能力密切相关，而太极拳无疑两者兼备。

6. 借助器械的平衡训练方法。

借助图 6-4 的平衡垫、半球平衡球等设备可以进行站、坐、走等训练。

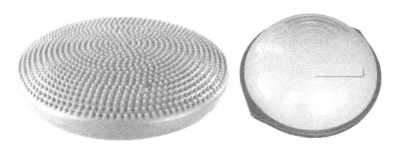

图 6-4　平衡训练设备

(三) 平衡训练计划

频率：每周 2-3 天，可以依据个人喜好进行。

强度：无明确建议，每次锻炼可以穿插进行 5-10 分钟。

类型：多样化训练。逐渐提高重心高度；逐步减少支撑面；在重心不稳下运动，进行单独起立、稳定肌群的训练等。

注意：初始阶段需要专人辅助指导，确保动作安全。

二、柔韧性训练

柔韧性训练每周安排至少 2 次/天，每次 10 分钟左右。柔韧性训练可以放在热身活动之后，进行动力性拉伸，也就是弹动式拉伸，但需要循序渐进，注意每次弹动的速度。而静力性拉伸一般放在运动结束后的恢复阶段，每个动作保持 15-60 秒，重复进行不超过 4 次。

各主要关节的柔韧性训练每周进行 2-3 次，隔日进行，重点拉伸的关节包括肩关节、髋关节、踝关节、膝关节及腰部等。柔韧性训练一般放在体温上升之后,这样能获得最佳训练效果和感受。但是值得注意的是,许多老人过度注重柔韧性训练而占用大部分时间,进而造成其他训练内容不足。因此,我们并不建议进行专门的柔韧性训练,而是放在完整的锻炼计划中。也就是说,每天的训练内容结构中,柔韧性练习只是其中的一部分。

(一)柔韧性训练原则

柔韧性是另外一种重要的身体素质,和慢性疼痛有着较为紧密的关系。人到中年以后,关节周围的肌肉、韧带、关节囊等软组织逐渐开始老化,柔韧性的减退引起诸如颈椎病、腰椎间盘突出症、肩关节周围炎、腰腿疼痛等问题,这些问题也同时伴着力量的下降。其实,这种柔韧性的减少因人而异,个体差异较大,自然老化只占1/3,其余2/3均与锻炼有关。而柔韧性训练在我国老年人中出现两极分化状况,有的老人尤其注意柔韧性训练,而有的老人根本就不做柔韧性训练,或者认为扭扭脖子转转腰就是柔韧性训练。

柔韧性训练是以特定的姿态或位置延伸关节周围肌肉或者韧带的训练。美国运动医学学会建议所有成年人,包括老年人都要进行定期规律的柔韧性训练,并把它作为日常锻炼的一部分,以保证关节肌肉的活动度。柔韧性训练也就是我们说的拉伸或者拉筋,是保持在某个姿势下的肌肉和肌腱的拉伸,每个位置拉伸到有不适感,但是不引起疼痛为止。

(二)拉伸方法

拉伸方式:对大部分老年人来说,推荐静态、动态或本体感觉神经肌肉易化(PNF)拉伸。

练习动作数:10-12个。

频率:每周最少2天,最好每天进行。

强度:缓慢拉伸肌肉至轻度不适。

时间:静态或动态拉伸10-30秒;PNF拉伸10-30秒。

重复次数:每个动作重复2-4次,这样每个动作的用时至少为

60秒。

(三) 注意事项

1. 拉伸前先进行一般的热身运动，以提高体温并使肌肉温暖伸。

2. 拉伸所有主要的肌肉群以及对抗侧（拮抗肌）的肌肉群。

3. 专注于拉伸运动中的目标肌肉，放松目标肌肉并最大程度地减少运动其他身体部位。

4. 老年人应把每个拉伸动作的时间控制在30-60秒。

5. 拉伸到动作的极限（终点），而不引起疼痛。

6. 拉伸时保持缓慢而有节奏的呼吸。

7. 在不同平面上拉伸目标肌肉群，以改善关节的整体柔韧性。

8. 尽管拉伸运动可能无法防止受伤或减轻肌肉酸痛，但这样做是合理的做法。

9. 在锻炼过程的主动热身和放松阶段之后进行拉伸运动。

(四) 慢性腰痛与柔韧性的关系

后腰痛是很多中老年人群常见的慢性疾病，我们也称之为"腰肌劳损""劳腰"，甚至伴有椎间盘突出。慢性后腰痛的原因很复杂，但是有资料表明，平衡能力和躯干柔韧性下降是后腰痛的主要原因，因此，加强柔韧性训练对后腰疼痛有很大帮助。

科学运动：老年健身指南

第七章　锻炼策略

导读：锻炼听起来是一件很简单的事，但是能坚持下来并养成良好的习惯并不是那么一蹴而就的事。尤其是平时久坐不锻炼的人群，想改变生活方式确实很难。中国有句话叫作"江山易改本性难移"，有时候一个人的不良生活方式已经成为他性格的一部分，所以，开始锻炼并养成锻炼的习惯，还是需要讲究一些策略的。本章将带您探究锻炼中的策略。

> **小故事**：老秦是一个非常有想法和主见的人，退休前是单位的中层领导。退休后，他就想好好运动运动，也意识到运动在健康中的重要性。但是退休两年了，很多锻炼的想法一个也没坚持下去，今天觉得跑步好，要求简单，但是一个人跑了几周，觉得挺无趣的；后来去老年大学排球队，但是基础差，经常上不了场，打了几次也没有坚持下来；再后来，有个老朋友拉他去学打网球，他觉得挺有意思的，但是那片场地离家挺远，一来二去总觉得不方便，最后还是放弃了。你觉得老秦的问题出在哪里？你是不是在锻炼中也总是遇到这样的问题？

一、找伴——不孤独流汗

体育锻炼中，有个同伴一起运动，既能相互交流，又可消除运动中的不适及沉闷，更重要的是可以相互监督、相互督促。这不仅有利于老年人心理健康，更有利于锻炼习惯的养成。当然找伴也是有技巧的，一个内心强大的人往往可以带动身边的人，对于依赖性强的人有提供正能量的作用。反之，两个没有主见的人在一起，就很难养成锻炼习惯。小故事中提到的老秦，就是没有做好策略。

锻炼策略的第一步就是找一个志同道合的伙伴。一般分为几种，其一是家庭成员型伙伴。如果你的健身活动能得到家人支持并愿意一起参与，那是最好的事情。伙伴中最好莫过于自己的另一半，大家有着大致相同的业余时间，这样就可以安排一起进行休闲体育锻炼。夫妻可以相互带领，相互学习，培养出共同的运动爱好。但是对于两口子来讲，能够同时退休、有着相同的爱好确实有点难度。其二就是同事伙伴，也就是原来的同事朋友，现在大家都退休在家，一吆喝，相伴运动。这些伙伴本身熟悉，交流起来更简单。其三是社区型伙伴，在自己居住的小区，总会有一些不同体育运动的爱好者，能够加入他们，既加强小区内的交流，更重要的是大家住得近，容易组织体育活动。除了平时的锻炼，大家还可以一起聊聊天喝喝茶。最后一种类型是网络型伙伴。大家借助社交媒体，很容易找到同城同样爱好的体育群，例如"篮球群""羽毛球群"等，这些群平时会组织不少活动，去参加就是。

选择什么样的锻炼伙伴合适？一个好的伙伴具有督促、学习和交流的作用。我们看看自己身旁，是不是缺少这样的伙伴能直接影响自己的健身热情呢？能够形成良好的锻炼习惯，确实需要参与者非常自律、对健康有着较强烈的渴望，同时又要具备一定运动技能和知识。一个人同时具备这些条件确实有难度，但是运动伙伴的选择可以及时弥补这些不足。尤其是健身达人级别的伙伴，对运动菜鸟有着榜样和督促作用。因此，对一位刚开始运动的老年朋友来说，找一些经常锻炼的人作为伙伴最合适不过了。当然，一个人不够，正如前面所讲，能够加入一个健身群体，把健身从一个人的事变成群体行为，这有利于锻炼行为的坚持。

案例分析：在某些城市，我们总能看到一群暴走团，每天傍晚一起跟着音乐列队快走。如果能参与这样的集体行为，可以有效激励我们的锻炼热情。但也需要注意的是，因暴走团团体过大引起的交通问题也广为诟病。所以，这类的团体活动，人数不宜过大。另外需要注意的是，这类统一行动的方式，往往忽视个体身体素质的差异，所以要根据自身情况量力而行，避免运动量不合适造成的运动伤害。

二、找地——随心所欲

当准备锻炼时，最令人关心的就是运动场地问题了。如何找场地，首先要考虑你要进行的体育项目，或者在开始运动前，先审视周边的场地。按照我国的健身纲要目标，未来要建立15分钟健身圈，也就是15分钟内能到达最近的健身场馆。当然，千万不要让场地问题成为妨碍运动的因素；只要想运动，任何地方都是运动场地。

(一) 家

对大多数人来说，家是最易接触的场地，家里可以做哪些运动？如太极拳、力量训练、跳操等，甚至跑步也可以。如果条件具备，可以在家里设置健身区，购置必要的健身设备，主要推荐提高心肺耐力的跑步机、健身车和力量训练用的杠铃、哑铃及弹力绳等。这些设备尤其适合在出门不方便或是时间不充裕情况下使用。但是也有研究认为，家庭健身对健身习惯没有很明显的有利影响。家务活也是体力活动之一，但可能家务活的运动量不足，或者活动形式单一，不能达到全身热量的消耗从而影响锻炼效果，会造成身体疲惫但未必起到好的健身效果。

(二) 小区健身路径

当前，根据国家政策要求，小区都需要配备基本的健身器材，就是所谓的健身路径，虽然不多，但也是不错的选择，一般社区健身路径基本包含了必要的身体部位训练。现在社区大都是高层住宅，走楼梯也是很不错的运动。随着有电梯的高层住宅的增加，电梯成为上下楼的必选，反而楼梯成为安静而又人迹罕至的健身路径。笔者曾经在雨天不方便外出的情况下，进行上下楼梯锻炼。

（三）**公共体育场地**

一般在公园、综合性体育馆，均有设置必要的健身场所和健身器械。例如，在一些公园里，专门开辟公共场所，供居民晨练等。已经有很多新闻报道公园里健身老人在进行五花八门的、传统的、自创的、现代的锻炼方式。老人们自娱自乐，其乐融融。在笔者居住的小区不远的综合体育馆，每天早上都有一批晨练的老人，锻炼方式以太极拳等传统气功为主。而在不远的小区附近，每到晚上，总有一批团队跳广场舞。如果能选择一个这样的团队加入，将有利于锻炼习惯的养成。

（四）**专业体育馆**

专业健身馆对于经济条件良好的老人来讲，是个不错的选择。当前的健身会所越来越综合化，除了力量训练外，也提供一些团操项目。这些场所似乎都是年轻人的天下，但是，健身房不应该仅是年轻人的天下，老人朋友更应该积极主动走进健身房。在第五章，我们已经说过力量训练的必要性，而健身场馆可以为我们提供专业的力量训练健身器材和环境。最重要的是，那里环境气氛较好，跟着年轻人一起运动，也让自己的心态更加年轻。

因此，对于一位想锻炼的人，首先结合场地实际来考虑自己的项目。可以从家庭健身开始，逐渐走出家庭，走进社区健身，再走向更专业的场所，也可以直接到专业的健身机构接受专业的指导。

三、找时间——时间都去哪了

当前，大家对于健康越来越重视，但真正要运动时，总是找不出合适的时间。没有时间似乎是阻碍运动的主要原因。当然，从当前数据来看，影响老年人锻炼的因素之一是隔代照料的负担，也就是说因照顾孙辈造成时间的缺失。没有隔代照料负担的老年人参与锻炼的概率是有照料负担老年人的 1.22 倍。隔代照料已成为传统家庭文化与现代家庭关系之间、父辈追求自身发展与子辈照料需求之间以及代际文化适应过程中最为突出的矛盾。另外，从家庭关系上来看，良好和谐的家庭环境有利于老年人参与体育运动。子女及家人对老年人锻炼的支持是老年人能够坚持参与体育活动的重要因素。

如何管理好自己的时间是一门学问，对于老年人来讲，退休之后的时间是颐养天年的时光，但往往因为没有具体的工作目标和工作压力变得更加没有规律，时间容易悄悄流逝。缺乏健身的老年人主要是对体育促进健康的认知不足。从当前的研究来看，人们对体育锻炼的益处认知较好，但是在执行中，对体育健康知识的匮乏会影响具体锻炼行为。也就是说，当前参加体育活动已经是全社会人的共识，但这种认识不是自身的认识，更多是外界的影响。因此，在执行过程中，往往一件小事就可能阻碍运动的执行。

我国有学者提出锻炼生活化的概念。对于很多老年人来讲，往往因为家务缠身，很难挤出时间。但有人说，时间就像海绵，只要用力挤，总是有的。所以，我们强调体育生活化，指并不一定非要去找专门的时间锻炼，而是让锻炼成为生活的一部分。

楼下的老王夫妇退休后和儿子住在一起，笔者经常见他们拖着一个手拉车出门，几年来一直如此。有一天在乘电梯时闲聊，老人家说她已经 70 多岁，我很惊诧，他们 70 多岁能有如此好气色。老人家又说："我糖尿病 20 年了。"因为笔者一直进行糖尿病研究，一听就有了兴趣，问她血糖如何，她答道："高一点点，多年都这样。"笔者问她如何保持，她告诉笔者，几十年来，她每天快步走 5 公里，几乎没断过。5 公里可不是短距离，也需要不少时间，他们老两口还带孙子、照顾儿子一家。她告诉笔者，她每天去菜市场买菜，选择 5 公里外的市场而不是近处的市场，来回快步走，既不耽误家务，也不耽误锻炼。笔者顿时明白，这就是体育生活化啊。

体育生活化就是要我们把生活中的碎片时间利用起来，或者把生活转化成体育锻炼，如刚才的老王夫妇。上下楼少乘电梯，生活中多步行少乘车，多做家务少看电视，少坐多动常活动等等，这些都是体育生活化的表现。

四、找项目——量力而行

其实，当我们找到伴、找到地、找到时间，进行什么锻炼已经很明了了。但是，我们还是要强调项目选择的意义。体育锻炼不是一蹴而就的事，不要想着一锻炼，身体就倍儿棒，甚至有可能因锻炼方法不正确而打击信心。如何找到适合自己的项目，首先需要考虑的是锻炼目标，你是为了什么而锻炼？不要说是为了健康，可以再具体点，如提高心肺耐力、提高力量、提高柔韧性，或者是全面改善身体健康。一般来讲，我们把提高心肺耐力水平放到首位，既要考虑全面健康的全能训练计划，也要重点考虑心肺耐力。所以，哪些运动可以提高心肺耐力呢？快步走、跑步、太极拳、游泳、骑自行车等都可以。对于老年人来讲，只要动起来、增加身体活动，都可以抑制心肺耐力的下降速度。但是我们应该明白，抑制下降速度并不是不下降，要想不下降，必须增加强度。单纯靠散步、家务活动并不能保持或者提高心肺耐力，所以一定要进行一定强度的运动，这在第三章中我们已经详细论述。而对于以增强力量为目的的锻炼来讲，可能需要更专业的设备。当然，我们可以在家里自制负重设备进行，这可以是健身计划的第一步。

当前，国内外专家一致推荐老人应该进行全能训练计划，也就是全面的身体锻炼计划，将前面提到的多个健身目标和要素结合起来，根据自己的身体状况进行。全能训练计划的好处在于把健康有关的体育因素全部整合考虑，进行科学的指导训练并控制合适的强度，并选择一些有利于参与者与其他参与者的人际交往、获得鼓励，进而变成活跃运动者的团队运动进行训练，不足之处就是训练计划很难满足所有人的强度要求。但是，不可否认的是，全能训练计划为老人提供了一个转变与保持积极性的可行选择。

第八章　慢病不求医

导读："运动是良医"是全球健康促进的一个口号。当前，慢性非传染性疾病已经是严重威胁我国公共健康的重大问题，慢性病发病、患病和死亡人数不断增多，群众慢性病疾病负担日益变大。很多慢性病的发生发展都与运动不足、摄取热量过多等密切相关，因此《健康中国2030规划纲要》指出："加强体医融合和非医疗健康干预，发布体育健身活动指南，建立完善针对不同人群、不同环境、不同身体状况的运动方法库，推动形成体医结合的疾病管理与健康服务模式，发挥全民科学健身在健康促进、慢性病预防和康复等方面的积极作用。"也因此，《国务院办公厅关于印发中国防治慢性病中长期规划（2017—2025年）的通知》指出："到2020年，慢性病防控环境显著改善，降低因慢性病导致的过早死亡率，力争30-70岁人群因心脑血管疾病、癌症、慢性呼吸系统疾病和糖尿病导致的过早死亡率较2015年降低10%。到2025年，慢性病危险因素得到有效控制，实现全人群全生命周期健康管理，力争30-70岁人群因心脑血管疾病、癌症、慢性呼吸系统疾病和糖尿病导致的过早死亡率较2015年降低20%。"

小故事：王阿姨是笔者同事的妈妈，很多年前，老两口退休后就来投奔儿子，丈夫老张闲不住就做了一份兼职，每天忙得不亦乐乎。而王阿姨却很少出现，只是几年前偶然见到，她一米七多的个子，有着庞大的身躯，走起路来晃悠悠的，说起话来声音洪亮。但是，后来与同事聊天，问起他妈妈，说是风湿腿，上下楼梯不便，吃药、手术都做了，还是不理想。同事顺口问笔者怎么办，笔者说，不能不动，越不

> 动越麻烦，要加强腿部锻炼。同事是有心之人，且是体育专业人士。最近又见到他，他很兴奋地说，他妈妈好多了，现在每天都锻炼，还能去菜市场买菜，接送孩子上学了。

一、骨关节炎患者运动方法

骨关节炎（osteoarthritis，OA）是以关节软骨退行性病变和骨质增生为病理特征的最常见的慢性骨关节疾病，是导致老年人关节疼痛及功能障碍的主要原因之一。膝关节骨性关节炎（knee osteoarthritis，KOA），以膝关节的疼痛、肿胀、变形及功能障碍为主要的临床表现，是累及重要大关节、发病率最高的骨性关节炎疾病。大部分中老年人的关节疼痛属于退变性关节炎或称为老年性骨关节炎，主要因为老年人软骨营养吸收差，导致关节软骨变性、破坏、软骨下骨硬化，关节边缘骨赘形成，随之而发生关节及周围韧带松弛失稳，关节滑膜萎缩等。

根据相关研究指出，骨关节炎一般采取三类运动康复治疗，可以取得不同的效果。

（一）身心运动

骨关节炎是一种影响老年人的致残性关节疾病。传统训练项目对患者肌肉力量、心血管和呼吸功能具有一定疗效，与之相比，身心运动（即哈达瑜伽、杨氏太极拳与太极气功）则被认为在生理、心理和临床疗效等方面具有额外的效果。效果包括增强肌肉功能、本体感觉敏锐度、平衡性、灵活性、协调性及改善焦虑和抑郁症状。

（二）强化运动

KOA 患者进行的运动类型主要为强化运动训练，强化运动主要指的是针对性的肌群力量训练，可增加腿部肌肉强度、力量和耐力进而增强关节的稳定性和可靠性，同时它可减少运动负荷并限制膝关节在运动中受到的直接压力。已有研究表明强化运动对 KOA 的管理具有积极作用，强烈建议用以提高 KOA 患者的临床疗效。

运动类型，包括等张强化、等速向心离心强化、等长强化、负重和非负重训练等，这些是各种类型的以力量为主的训练，具体可以参照第五章内容。已有研究指出为期 6 个月的下肢力量训练被强烈推荐用于提高 KOA 患者生活质量。

（三）有氧运动

定期有氧运动（150 分钟/周）有利于提高患者的心肺功能、肌肉耐力和机体功能，促进组织器官协调运转，对于患有骨关节炎等慢性疾病的患者具有重要意义。

有氧运动包括步行、跑步和骑车等。强烈推荐采取快步走方式进行有氧运动（1 小时/次，3 次/周，为期 3 个月）以改善 KOA 患者负重活动期间疼痛及生理功能的管理。在 KOA 患者进行运动锻炼过程中，有氧运动常与力量训练相结合，包括等张训练、等长训练、拉伸训练、关节活动度训练等，用于力量训练的设备包括弹力治疗带、负重袖带、负重背心与阻力机器（如腿部按压、阻力攀登和隔离椅）。

有氧运动的锻炼频率为每周 2-6 次，运动持续时间为每次 20-60 分钟，建议遵循美国运动医学学会对 KOA 患者的建议，每周进行至少 150 分钟有氧运动。

（四）骨关节炎患者运动注意事项

1. 急性期（肿胀、疼痛）不宜剧烈运动，可进行轻缓的体育活动。

2. 做好充分的准备活动和锻炼后的整理活动，这对缓解疼痛非常重要。

3. 疼痛明显的病人或者活动受到限制的病人，每周运动时间不必达到 150 分钟，但是每次运动应尽量维持最大体力活动量。

4. 运动中出现不适很正常，但是如果运动后 2 小时持续疼痛或者第二天出现异常反应（疼痛或者肿胀），应减少运动时间、运动强度或者改变运动方式。

5. 鼓励关节病患者在疼痛缓解时段或者止痛药发挥最大作用时去运动。

6. 装备尤其是鞋子的选择很重要，不宜穿硬底鞋，不宜在坚硬的地面运动。

7. 在可忍受范围内进行站立、爬楼梯等基本体力活动。

8. 每天可针对关节患处进行按摩（搓揉）、热敷等。

二、腰背疼痛患者运动方法

腰部疼痛是老年朋友常见的病痛之一，按照中国传统说法，被称为"劳腰""腰肌劳损"等。除去由其他疾病引起的腰部疼痛外，腰痛的原因很多来自腰部周围肌肉的减退、过度使用及柔韧性不足。腰部是人体最核心的区域，是人体重心所在区域，是运动中各种力量的传导、碾转的核心，同时也是人体最"薄弱"的区域之一。腰部第四、第五腰椎区域，前后没有任何保护性骨骼，仅靠前后肌群维护腰椎的稳定，这既是生理需要，也为各种运动损伤埋下隐患。因此，增加腰部肌群的锻炼、增加体力活动是解决这一问题的主要途径之

（一）引起腰背疼痛的原因

1. 久坐。久坐是引起腰痛的重要原因之一。久坐造成腰部前后肌群长时间处于失活状态，腰部肌群肌力减退、柔韧性下降，前后左右肌力失衡等。

2. 过劳。过度的重体力活动，造成腰部肌肉负担过重，使该处肌肉处于过载状态，长期会造成肌肉的慢性损伤。如农村过度的劳务活动者、重体力活动者等。

3. 肌肉力量不足。肌肉力量不足是广大腰痛患者疼痛的重要原因，

具体指哪些肌肉力量不足呢？主要是腰腹肌群，现在也被称为核心肌群。越来越多数据表明，腰椎体浅层及深层肌肉不能很好维护脊柱的稳定性是腰疼的重要原因，尤其是深层稳定肌在保护脊椎与维持脊椎稳定性方面扮演了重要角色，加上这些稳定肌与神经系统之间精密的动作控制，故使得深层核心肌群成为维持脊椎稳定的第一道防线。

4. 肌肉柔韧性不足。柔韧性不足，也就是肌肉的伸展性不足，笔者在第六章也介绍过柔韧性训练，这里就不再赘述。

基于上述分析，笔者认为，腰痛患者应该进行的锻炼方式，除了改变久坐的生活方式外，就是增加肌肉力量和柔韧性。

（二）腰背疼痛患者运动方法

运动类型：以强化力量训练、柔韧性训练、肌肉激活训练为主，以有氧训练为辅。力量训练初始以抗自身体重为主。

运动频率：每周至少 2 次肌肉训练、每周至少 4 次柔韧性训练。

运动强度：初始强度 15-20RM。增强阶段为 8-12RM。

运动持续时间：每次 20-40 分钟。

（三）腰背疼痛患者运动注意事项

1. 运动以不引起腰部进一步疼痛为度。

2. 运动循序渐进，逐步增加运动强度和运动量。

3. 力量训练以增加肌肉耐力为主，以抗自身阻力训练为主，以静力性等长收缩为主（固定某一角度保持一定时间，如平板支撑）。

4. 柔韧性训练可在力量训练结束后进行。

（四）运动计划

准备运动：腰部横擦及敲打（图 7-1）。5 分钟。

力量训练：仰卧屈膝挺髋。1 分钟一组，进行 4 组（根据自身身体感觉，自主调整训练时长和组数）。

俯卧挺身（固定）。30-60 秒一组，进行 4 组。

结束运动：腰部拍打及横擦 5 分钟。

坐位拉伸（坐位体前屈，不引起疼痛为主）。

坐位侧转（固定拉伸，不引起疼痛为主）。

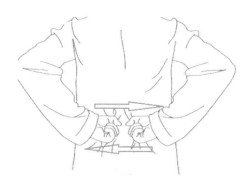

图 7-1　腰部横擦及敲打

三、糖尿病患者运动方法

糖尿病患者运动前，首先要接受基础的身体检查，或者至少应该对自己的身体状况有足够的了解。一般身体检查主要包括检查患者是否患有慢性病及有无忌运动的情况，其中心脏功能测验是必测项目。当条件允许，建议采用功率自行车或活动平板做运动心电图测，也可做二阶梯试验，运动基础较好者可做库珀氏12分钟跑测验。对于不能做这些测试的患者，对自己的心脏健康状况应该有全面的了解。尤其是有心脏病或者有心脏病遗传史，或者运动中出现胸痛等症状者，运动一定要谨慎。完成检查和测试后，根据各项检查结果，结合性别、年龄及运动经历做出运动计划，并对计划的执行做具体指导。

（一）糖尿病患者运动方法

运动形式：步行、慢跑、游泳、太极拳、抗阻力量训练等。

运动强度：每次运动前应有5-10分钟的准备活动，运动后应有至少5分钟的放松活动。运动中有效心率的保持时间必须达到10-30分钟。由于运动时间和运动强度共同影响运动量的大小，所以当运动强度较大时，运动持续时间应相应缩短；强度较小时，运动持续时间则适当延长。对于年龄小、病情轻、体力好的患者，可采用前一种较大强度、短时间的运动，而年老者和肥胖者采用后一种运动强度较小、持续时间较长的运动较为合适。对于糖尿病患者，有氧运动合理的强度应该是其最大摄氧量的40%-70%。身体状况欠佳的患者应从最大摄氧量的40%-50%开始。强度的计算可参考第三章。

针对老年人，我们建议：初始阶段（缺乏运动人士）心率控制在90-110次（低强度），坚持阶段（有一定运动基础）心率控制在110-125（中等强度），提高阶段（体能状况较好）心率控制在125-145次（大强度）。每个阶段根据身体状况进行1-3个月，之后向后一个阶段进行。

运动频率：合理的运动频率大约是每周3-7次，具体视运动量的大小而定。如果每次的运动量较大，可间隔一两天，但不要超过3天，如果每次运动量较小且患者身体允许，则每天坚持运动1次最为理想。有研究认为，如果运动间歇超过3天，已经获得的胰岛素敏感性会降低，运动效果及积累作用就减少。

持续时间：每次运动的持续时间和运动强度相关，强度越大，持续时间越短；而强度低，持续时间就要长。但低强度、长时间的运动计划可和高强度、短时间运动达到同等效果。对于老年人来讲，推荐每次20-60分钟的有氧运动，不包括热身和结束后的整理运动。如果有氧运动超过60分钟，会增加关节损伤的概率。

运动时间选择：糖尿病患者在按照运动计划所建议的运动进行训练时应特别注意时间的选择，不要在注射胰岛素或口服降糖药物发挥最大效应时做运动。胰岛素依赖型糖尿病患者不要在空腹时进行运动。为预防糖尿病患者发生运动性低血糖现象，建议患者在进行运动时，身上常备些快速补糖食品（如糖块、含糖饼干等），以便及时补充糖分、预防低血糖昏迷的发生。早餐前空腹时不宜运动。晚间不宜运动强度过大、时间过长。

(二) 糖尿病患者运动注意事项

1. 中国的糖尿病患者多为餐后血糖升高,故运动应在餐后1-3小时内为宜,运动过程中要注意避免低血糖发生,运动前胰岛素或口服降糖药未减量者,运动中需注意补充糖分(如糖水或甜饮料等)。

2. 运动后血糖明显升高、超过16.7mmol/L的患者,尤其是尿酮体阳性的患者暂时不宜运动,应待血糖稳定、酮体消失后再运动。

3. 明显的低血糖症或者血糖波动大、发作时血糖低于4.0mmol/L的患者,暂时不宜运动,应待血糖稳定后再运动。

4. 并发各种急性感染,特别是发热的时候,切忌强行运动,应待感染控制后再运动。

5. 血压超过180/120mmHg的患者,应待药物治疗血压稳定后再运动;合并严重心功能不全、稍微活动一下就感觉胸闷、气喘的患者,有可能活动后加重,应待药物治疗心功能稳定后再运动,但应进行心脏康复训练。

6. 合并严重糖尿病肾病患者,应咨询医师后选择合适的运动。

7. 合并严重的眼底病变患者,眼科检查提示有眼底出血者,应咨询医师后选择合适运动。

8. 合并血栓患者,应先进行卒中康复训练,待病情稳定后再进行运动。

(三) 运动计划

糖尿病患者的运动计划应根据患者个体的健康、体力状况以及心血管系统功能状态,为患者规定适当的运动种类和运动负荷。下面以不同运动方式为例分别给出一组不同强度运动的参考计划。

1. 低强度有氧运动。

运动目的:增加人体脂代谢,增强有氧运动能力,降低心血管疾病风险,降低体重和减少体脂含量,同时可减少患者胰岛素用量,增加机体组织对胰岛素敏感性。

运动项目：中速走（70-80米/分钟）或健身走（90-100米/分钟）。

运动强度：低、中（以目标心率或自我疲劳感计算），心率在90-110次/分钟。

运动时间：10-15分钟/天。

运动频率：3-4天/周。

适应人群：久坐不爱运动的老人。

2. 中强度有氧运动。

运动目的：增加人体糖、脂代谢，增强有氧运动能力，增强循环呼吸功能，降低心血管疾病风险，减轻体重和降低体脂含量，减少胰岛素用量，增加机体组织对胰岛素敏感性。

运动项目：健身走或慢跑（110-120米/分钟）。

运动强度：中（以目标心率或自我疲劳感计算），110-125次/分。

运动时间：30分钟/天。

运动频率：4-5天/周。

适用人群：有一定运动基础和体能的老人。

3. 高强度有氧运动（患心血管合并症者禁用）。

运动目的：增强机体糖、脂代谢，提高有氧和无氧运动能力，增强循环呼吸功能，控制体重和降低体脂含量，减少胰岛素用量，增强机体组织对胰岛素敏感性。

运动项目：健身走或中速跑（120-140米/分钟）。

运动强度：高（以目标心率或自我疲劳感觉计算）。

运动时间：30分钟/天。

运动频率：3-4天/周。

适应人群：体能状况良好的老年人。

4. 混合运动。

运动目的：增加机体糖、脂代谢，增强心肺功能。减少胰岛素用量，增加机体组织对胰岛素的敏感性。

运动项目：篮球、足球、羽毛球等。另外，也可将高强度运动和中低强度运动结合起来进行。

运动强度：中、高（按目标心率和自我疲劳感计算）。

运动时间：30-60 分钟/天。

运动频率：3-5 天/周。

（四） 运动案例

糖尿病患者（无其他合并症）健走运动案例的具体实施方法如下，以田径场 400 米跑道为单位递增距离，或用配备距离显示器的跑台计算距离。

第一阶段（初始期）：

第一周：练习前用中慢速度走 5 分钟，然后用中速走 1600 米/天，3 天/周。

练习的距离和强度都不变，稍微感觉疲劳即停止，持续 2 周。

第三周：距离增加到 2400 米/天，不计算练习时间，要保证完成行走距离。3 天/周，持续 3 周。

第六周：距离增加到 3200 米/天，不计算练习时间，保证完成行走距离，3 天/周。

注：以上训练距离如过大，可将其分成 2-3 次完成。当患者身体已适应此强度即可以开始第二阶段训练。

第二阶段（适应调整期）：

第一周：中速走 3200 米/天，3 天/周。训练强度略加大，开始计算训练时间，持续 2 周。

第三周：距离增加到 4000 米/天，3 天/周，持续 3 周。

第六周：距离增加到 4800 米/天，3 天/周。如果身体已适应这一强度即可进入第三阶段。

第三阶段（稳定期）：

第一周：中速走 4800 米/天，3 天/周，以 45-60 分钟完成练习为目标，持续 2 周。

第三周：中速走 4800 米/天，4 天/周，持续 3 周。

第六周：距离增加到 5600 米/天，4 天/周。如果身体已适应这一强度即可进入第四阶段。

第四阶段（巩固提高期）：

第一周：中速走 6400 米/天，4 天/周。以 35-60 分钟完成练习为目标，持续 2 周。

第三周：中速走 6400 米/天，5 天/周，持续 3 周。

第六周：中速走 7200 米/天，5 天/周。如果身体已适应这一强度就可进入第五阶段。

第五阶段（达标期）：

第一周：中速走 10 分钟，然后慢跑，不考虑时间和距离，尽量持续跑 20 分钟，3 天/周，以逐渐达到目标心率上限为目标，持续 2 周。

第三周：每次持续跑的时间增加 1 分钟，直至可连续跑 30 分钟。4 天/周，持续 3 周。

第六周：维持 30 分钟的持续跑，4 天/周，目标心率保持在上限。

运动者根据计划训练一段时期（数周或数月）后，再接受身体检查，以评定运动效果，通过适当调整以制定下一阶段的运动方法。需说明的是，在运动实施过程中应考虑主观体力感受。

四、心血管疾病患者运动方法

心血管疾病是当前我国死亡率最高的疾病，2019 年心血管疾病死亡率仍居首位，高于肿瘤及其他疾病，每 5 例死亡中就有 2 例死于心血管病，且农村高于城市。其中身体活动量不足是患心血管疾病的重要原因之一,还包括其他如高血压、血脂异常、糖尿病、吸烟等因素。心血管疾病主要包括脑卒中、冠心病、肺源性心脏病、心力衰竭、风湿性心脏病、先天性心脏病等。大量流行病学研究显示,适宜的体育活动可以明显降低心血管疾病患病率、及死亡率,在心血管疾病患者康复方面也起到重要作用。

（一）心血管疾病患者运动方法

运动类型：以有氧运动为主。适当的有氧运动可以预防和治疗高血压,延缓动脉粥样斑块的进展,增加冠状动脉的储备,在冠心病康复中有重要作用,例如：散步、慢跑、慢骑自行车、打太极拳、做保健操、气功、爬山、游泳、打乒乓球 和 羽毛球等。从对心血管功能产生的效果来看,长跑的锻炼方式最佳,健身舞次之,太极拳列第3位。

运动强度：有氧运动通常采用中等强度,即40%-60%最大摄氧量（VO_2max）或4-6MET。老年心血管疾病患者应从低强度的运动开始,逐渐增加运动负荷,从而使心理和生理能够适应。有研究显示,以脉搏数作为指标,运动时人体的每分钟脉搏数应达到最大脉搏数（可以用220减去个人年龄作为参考）的70%-90%,即靶心率,被认为是老年人进行有氧运动最合适的运动强度。在探讨不同运动强度对老年人心血管功能的影响研究中,用慢走、快走和慢跑这3种运动类型分别代表了3种运动强度,比较结果证明,慢跑的锻炼效果好于快走和慢走。因此,一般老年人应根据实际情况选择运动强度、持续时间和适合自己的锻炼方法。

运动持续时间及频率：老年心血管疾病患者进行康复运动时应按合理的运动频率持之以恒才能达到较好的运动效果。有研究显示,冠心病患者的生活质量与患者每周进行康复运动的次数有关,每天进行最少30分钟中等强度训练,是对心血管疾病风险因素的最优控制方法。也有研究者认为,每周活动的次数以3-4次为宜,每次活动的持续时间不应少 30 分钟。总之，老年人每日或隔日锻炼一次较为合适，如果运动强度小，就要增加运动频率，以确保运动量及效果。

（二）心血管疾病患者运动注意事项

1. 老年心血管疾病患者康复运动首要考虑的是安全，在运动前要充分了解自身病情，以确保患者是否适宜进行康复运动。必要时应该有医护人员在场。

2. 在每次运动前患者都要做好热身运动（15 分钟左右），以防止运动过程中不必要的损伤和突然停止活动造成的低血压等现象。

3. 老年人运动过程中要有家属陪伴，或在医生指导下完成，一旦出现不适，应及时终止运动并进行处理。运动后至少做 5-10 分钟的放松活动，直到心率恢复到比静息时高 10-15 次/min 的水平，不能突然停止运动。

4. 条件允许情况下，应该做运动心电测试，评估运动中的心脏表现。

5. 运动时准备必要的救心丸等急救药物。

（三）运动计划

1. 低强度有氧运动。

运动目标：改善现有的久坐生活方式。

运动项目：健步走、慢骑自行车、广场舞、太极拳等。

运动强度：以身体发热，心率明显增加为度。

运动时长：20 分钟以上。

运动频率：每周 3 次。

适宜人群：久坐、心脏不适（心律失常等）等人群。

2. 较大强度有氧运动。

运动目标：改善心肺机能，提高心肺耐力。

运动项目：快步走或者慢跑或者二者交替、登山或者爬楼梯。

运动强度：心率明显增加，说话气喘、出汗。

科学运动：老年健身指南

运动时长：20-40分钟。

运动频率：每周3次。

适宜人群：心脏机能得到初步恢复，需要进一步加强的老年人。

3. 混合运动计划。

运动目标：提高心肺机能，增加力量。安全有效的力量训练对心脏康复有着重要意义。

运动项目：有氧运动、抗阻力量训练。

运动强度：心率明显增加、气喘、出汗。

运动方式：每周三次有氧运动，1-2次力量训练；或者每次力量训练后进行有氧训练。

运动时长：组合训练时力量训练以20分钟为宜，有氧运动20-40分钟；分段训练时，每次30分钟以上。

训练频率：每周3-5次。

注意事项：力量训练时注意呼吸调整，避免憋气，增加回心血的阻力。

(四) 运动案例

第一阶段（初始期）：

第一周：练习前用中慢速走5分钟，然后用中速走2000步/天，3天/周。

练习的距离和强度都不变，稍微感觉疲劳即停止，持续2周。

第三周：距离增加到3000步/天，不计算练习时间，要保证完成行走距离。3天/周，持续3周。

第六周：距离增加到4000步/天，不计算练习时间，保证完成行走距离，3天/周。

注：以上训练距离如过大，可将其分2-3次完成。当患者身体已适应此强度即可以开始第二阶段训练。

第二阶段（适应调整期）：

第一周：健步中速走 5000 步/天，3 天/周。训练强度略加大，喘气、心率明显增加。开始计算训练时间，持续 2 周。

第三周：保持 5000 步/天，3 天/周，持续 3 周。速度加快。

第六周：距离增加到 6000 米/天，3 天/周。如果身体已适应这一强度即可进入第三阶段。

第三阶段（稳定期）：

第一周：快速走 6000 步/天，3 天/周，以 45-60 分钟完成练习为目标，持续 2 周。

第三周：快速、中速交替走 6000 步/天，4 天/周，持续 3 周。

第六周：距离增加到 800 步/天，4 天/周。

心血管疾病患者的心血管功能通过运动能够得到较大提高，主要表现在最大摄氧量的增加、工作效率提高、心电图 ST 段变化和心肌缺血缺氧得到改善。同时血脂的变化，包括高密度脂蛋白的升高、总胆固醇下降等。需要强调的是，不能把运动当作心血管疾病患者康复的唯一手段，必须要与药物、饮食等其他措施结合才能起到康复目的。

五、高血压患者运动方法

根据《中国高血压防治指南（2018）》，我国把收缩压≥140 毫米汞柱或舒张压≥90 毫米汞柱视作高血压。高血压既可能是一种单独症状，也可能是其他疾病的并发症状。收缩压和舒张压同时升高往往伴随着惯性病风险的增加。引起高血压的因素很多，如吸烟、肥胖、食盐过量、血脂胆固醇过高等。心脏病如冠心病伴随着高血压发生，因此轻度高血压患者一定要进行全面体检，检查是否有冠心病等易患因素。饮食方面，应该减少食盐的摄入，参照《中国居民膳食指南（2016）》，每天食盐量不应超过 6 克。因体力活动不足、能力过剩造成的体重增加是高血压的重要原因之一。研究表明，体重每减少 1 千克，收缩压和舒张压会分别降低 1.6 和 1.3 毫升汞柱。经常参加体育锻炼尤其是耐力运动的人群，其收缩压和舒张压可降低 10 毫米汞柱。因此建议高血压患者经常进行强度 40%-60% 最大摄氧量、持续较长的耐力运动，以消耗过多的热量。

运动可以改善血压水平。有氧运动可平均降低 3.84 毫升汞柱收缩压、2.58 毫升汞柱舒张压。研究发现，高血压患者定期锻炼可降低心血管死亡和全因死亡风险。因此，建议非高血压人群（为了降低高血压发生风险）或高血压患者（为了降低血压），除日常生活的活动外，每周进行 4-7 天、每天累计 30-60 分钟的中等强度运动（如步行、慢跑骑自行车、游泳等）。运动形式可采取有氧、抗阻运动等。以有氧运动为主，无氧运动作为补充。运动强度因人而异，可用运动时最大心率来评估运动强度，中等强度运动为能达到最大心率的 60%-70% 的运动。高危患者运动前须进行评估。

（一）高血压患者运动方法

运动疗法又被称为医疗体育，是通过功能锻炼达到功能康复。高血压患者的运动疗法需要骨骼、关节、肌肉的同时参与和互相配合，侧重于降低循环阻力，在肢体上要求强度小、时间长、大肌群扩张与收缩，让血液得到有频率的流动，使血液流动得顺畅。

有氧运动：有氧运动是以增加人体对氧气的吸入、输送和使用一系列过程的耐力训练，其运动强度相对较低但是持续时间较长，是使身体各大肌群组织都参与到训练中来的运动形式。有氧运动可以提高人体机能、促进机体有氧形式的新陈代谢率加快。低强度的有氧运动有匀速慢走、游泳和太极拳等，安全有效，方便简单。中等强度的耐力训练有自行车、健身操、慢跑、快走等，可提高人体的负荷量，从而促进心肺功能，提高有效循环血流量、增加肌肉的收缩张力、增加了携氧能力，进而改善机体的分解代谢功能与合成代谢进程。

抗阻训练：循环抗阻训练，其训练机理是通过多种不同的中低等抗阻力量进行练习，从而形成了一系列动作多次反复的循环练习过程，是一种渐进性的抗阻力训练。抗阻训练主要可以提高心血管机能，提高心血管收缩与扩张的能力，让其更富有生命力，又能增加肌肉的耐力与力量，增强肌肉组织协调能力。

等长握力训练是一种抗阻训练，近年研究结果显示，中、小强度的等长握力训练会产生效果良好的降压作用。在对平均年龄 55 岁的高血压患者进行为期 10 周时间的实验中，选择 20 名高血压患者实行每周三次的 2 分钟等长握力训练，最后结果显示这 20 名参与等长握力训练的高血压患者在平均动脉压和收缩压指数值都有明显的下降，说明了等长握力训练是适合中老年人进行运动疗法的有效方式之一。

呼吸训练与气功练习：呼吸训练是通过自主呼吸或其他物理方式进行呼吸引导的练习方式，能够有效改善大脑自主神经的调节功能，降低中枢神经系统和交感神经系统的兴奋性，使周围的细小血管得到适度扩张与收缩，让血液得到有频率的流动以提高血液流动的顺畅性，减少血液对血管壁的摩擦压力与挤压重力，从而控制了血压的升高，常见的练习方式有自主呼吸练习、器械引导呼吸练习和音乐引导呼吸练习等。

在气功练习的实验中，对 50 例平均年龄为 60 岁的高血压患者进行为期 16 周的观察，选择 50 例患者中的 25 例进行连续 8 周、每周两次 30 分钟的气功练习，最后实验结果表明，气功练习通过增强呼吸功能与自主意念的引导，进行自主神经的放松调节，使收缩压和舒张压都得到显著下降，因此气功练习也可作为高血压运动疗法的有效方式。

（二）运动计划

运动目标：减低体脂率，提高心肺耐力。

运动项目：广场舞、游泳、快走、慢跑、太极拳、力量训练。

运动频率：每周 3-5 次。

运动时长：30-60 分钟。

运动强度：40%-60%HRR。

适宜人群：一级到二级高血压患者或病情控制较为稳定的三级高血压患者。

(三) 高血压患者运动注意事项

1. 在中老年高血压患者中，对继发性高血压病因未除的、重症高血压和高血压危象的、病情不稳定的三级高血压患者来说，运动疗法不宜使用。

2. 对于高血压合并并发症的患者，比如有严重的心律失常、心动过速、脑血管痉挛、心力衰竭、不稳定心绞痛的患者，在运动过程中会更容易引起血压的增高、心肌供血量不足，或加重病情，因此也不宜使用运动疗法。

3. 循序渐进，量力而行。强度越大，心率波动越大。因此，较大强度运动时，要监测运动后心率，如果超过 200 次/分钟，应及时停止运动。

(四) 运动案例

第一阶段（1个月）：

周一：准备活动 10 分钟（健步走）。

快走 20 分钟，心率明显增加，呼吸加快，身体微汗。放松。

周三：准备活动 10 分钟（健步走）。快走 30 分钟，心率明显增加，呼吸加快，身体微汗。拉伸 10 分钟。

周五：准备活动 10 分钟（健步走）。快走 20 分钟，心率明显增加，呼吸加快，身体微汗。自身抗阻运动，引体向上 10 次、俯卧撑 20 个、蹲起 25 次。拉伸 10 分钟。

第二阶段（2个月）：

周一：准备活动 10 分钟（健步走）。

慢跑 20 分钟，心率明显增加，呼吸加快，身体微汗。自身抗阻运动，引体向上 10 次、俯卧撑 20 个、蹲起 25 次。放松。

周三：准备活动 10 分钟（健步走）。快走 30 分钟，心率明显增加，呼吸加快，身体微汗。拉伸 10 分钟。

周五：准备活动 10 分钟（健步走）。快走 20 分钟，心率明显增加，呼吸加快，身体微汗。自身抗阻运动，引体向上 10 次、俯卧撑 20 个，蹲起 25 次。拉伸 10 分钟。

周日：准备活动 10 分钟（健步走）。慢跑 20 分钟，心率明显增加，呼吸加快，身体微汗。拉伸 10 分钟。

第三阶段：

周一：准备活动 10 分钟（健步走）。快走 10 分钟、慢跑 10 分钟，心率明显增加，呼吸加快，身体微汗。自身抗阻运动，引体向上 10 次、俯卧撑 20 个，蹲起 25 次。放松。

周三：准备活动 10 分钟（健步走）。慢跑 10 分钟，快走 10 分钟。心率明显增加，呼吸加快，身体微汗。拉伸 10 分钟。

周五：准备活动 10 分钟（健步走）。快走 20 分钟，心率明显增加，呼吸加快，身体微汗。自身抗阻运动，引体向上 10 次、俯卧撑 20 个，蹲起 25 次。拉伸 10 分钟。

周日：准备活动 10 分钟（健步走）。慢跑 20 分钟，心率明显增加，呼吸加快，身体微汗。拉伸 10 分钟。

第九章 老年健身答疑解惑

一、科学运动十问

（一）老年人群适合什么样的运动？怎么开始运动？

首先要根据自身的身体状况选择运动。对所有老年人来说，没有最好的运动，只有最适合自己的运动。一些经常参加锻炼或者年轻时就有锻炼习惯的老年人甚至可以跑马拉松，而另外一些老年人可能需要进行更加舒适的运动，如散步或者打太极等。还有一些老年人需要在椅子或者床上运动。

没有重大疾病的老年人，推荐以提高自己心肺功能和力量的项目为主。所谓提高心肺耐力，也就是运动时明显使呼吸、心跳加快的运动，如快步走、慢跑。而像中国传统的太极拳、八段锦等健身气功，既可以改善自己的心肺功能，又可以提高自己的腿部力量，尤其适合老年人选择。

要注意的是，如果不常运动，一开始不建议选择长时间及长距离的走、跑等项目，这时候首先要加强腿部的力量训练。如一周两次步行（增强心肺功能），一次爬楼梯或者蹲起等增加腿部力量的训练；或者在每次运动中，增加几组蹲起动作（明显感到腿部疲劳为度）。

老年人群体可以根据自己的身体状况和自己的兴趣爱好或者运动目标，结合起来选择最适合自己的体育运动，如果可能的话，还可以将多种运动结合起来锻炼心肺耐力、力量、灵活性和平衡性。

另外，血压高的老年人，运动强度不宜太高，如需服降压药，一般在服药后运动。

(二) 老年人一个星期应该锻炼几次，多大强度和多久时间？

一般来说，一周保持至少 3 到 5 次锻炼，最好每天都进行运动。选择方便的、可承受的和喜欢的活动，尽量和日常生活结合起来，例如走路去买菜，逛街等。建议老年人佩戴计步器，有助于了解每天的活动情况。理想情况下，应该每周进行至少 150 分钟的中等强度的有氧活动，以及每周 2 天的抗阻训练。老年人群体可以先开始做一些力所能及的运动，再逐渐增加运动量或者运动强度，但这需要在专业人士的指导下进行，也要注意自身的主观感受和血压、血脂等生理指标的变化。

这里的中等强度，指的是运动中使自己心率、呼吸频率明显升高的、并能明显出汗的运动，心率一般在 120-150 次/分钟左右。每次运动半小时到一小时左右为宜。

(三) 我是不是太老了，不适合或者说不能锻炼？

我们必须要明白，运动适合所有年龄段，不管您处于什么年龄，只要开始合理科学运动，即可从中获得效益。当然，除非您患有急性疾病如发热，或外科手术刚结束等。即便有慢性疾病，甚至是卧床老人，在专业人士指导下，都可以进行适量运动。

如果觉得年龄太大，不适合运动，要么是不知道怎么运动；要么就是为不运动寻找一个理由。

(四) 运动多久之后会有锻炼的效果？

运动效果既有长时间效果也有短时间效果，一次运动后，我们的心率、血压会短暂上升。长时间来看，要使自己的心肺功能明显提高，需要 3 个月左右。力量增加，需要 1 个月左右。当然，运动效果也遵循"用进废退"，不运动半个月到 1 个月，各种机能就明显下降，且下降速度比增长更快。

科学运动：老年健身指南

（五）在开始一个运动项目前，我需要看医生吗？

如果是患有糖尿病、高血压、高血脂等慢性病的老年人，并且在服用药物治疗该疾病，应该询问医生自身的病情状况，并且询问医生服药后的一些不良反应、服用禁忌等，对其进行一个风险评估和筛查。如果不知道自己是否患有慢性病的老年人，应该去医院咨询医生并进行全面的身体检查，防止有潜在的病情存在。总之，由于老年人这个群体的特殊性，为了科学安全地运动，增进健康，应该去医院和医生沟通。在进行一项运动项目时，最好是在专业人士的指导下进行，一是为了防止发生运动损伤，二是为了防止突发疾病的发生。

如果不具备上述条件，可采用"试行"，从小运动量、短时间运动开始，一般有三种情况：如果运动后身体无明显不适，身体也无明显改善，说明该运动可进行，但需增加运动时间或者运动强度；如果身体没有明显不适，并且运动后身体状态良好、第二天身体状况良好，该强度和运动量就是合适的，可继续保持；如果运动中或者运动后身体有不适、第二天身体有明显疲惫情况，说明该运动量不适合自己，需要减量。

（六）什么情况下我需要停止运动？我觉得呼吸很急促，需要停下来吗？

如果运动中当你感觉身体不舒服或者身体有疼痛，或者已经运动1小时以上时，需要停下来休息一下。

运动中感觉到胸闷、胸口疼痛、呼吸急促或者有其他不舒服的迹象时就需要及时停下来，观察一阵自己的身体状况，不要硬撑。

运动中有任何疼痛，应该停止。

运动中，气喘和呼吸急促是运动的正常表现，我们需要注意的是那些因胸闷、胸口疼痛等引起的呼吸急促，这时应马上减少运动强度甚至停下。另外，这里的停止，一定不能是立即停下，而是由大到小，逐渐慢下来，直到静止。

(七) 每天都走一万步，真的有健身的效果吗？

不用刻意追求步数，每个人的身体情况都不一样，如果你一直都有运动的习惯，那么一万步对你来说不算太大的问题，可是如果你的身体状况本来就不好，以前也很少运动，那么坚持每天一万步就不适宜。需要根据自己的情况，为自己设立一个合理的运动目标，循序渐进地增加运动量。很多不常运动的老年人，如果一开始运动就选择这样的步行量，极易造成膝关节伤害，所以，要遵循适量、适合自己的方针。喜欢走路的老年人，不要忘记加强腿上的力量训练。

(八) 我需要每天都坚持运动吗？会不会过量？

每天轻量运动半小时到1小时是很不错的，可是如果你感觉身体非常疲惫，那么也可以停下来休息几天，让自己的身体恢复一下，并且在未来调整一下自己的运动强度和时间，让自己不要太疲惫。运动是否过量，参考第五题的答案，如果身体没有明显不适，并且运动后身体状态良好、第二天身体状况良好，该强度和运动量就是合适的，可继续保持；如果运动中或者运动后身体有不适、第二天身体有明显疲惫情况，说明该运动量不适合自己，需要减量。

(九) 运动过后腿部抽筋是什么原因？

腿部肌肉抽筋就是腓肠肌痉挛。一般有三个原因，第一是疲劳，平时的运动量过小，突然增加运动量或者运动强度，由于剧烈运动后使肌肉疲劳，腿部乳酸堆积，二氧化碳增多，可导致腓肠肌痉挛，建议运动量要适宜，运动前要做充分的准备活动，运动后要及时地拉伸。不能小看最后的拉伸，这对生理恢复有着积极的作用。另外，避免身体过度劳累，劳累时要充分休息。第二种情况是大量出汗致使体内电解质流失过多，因此天热又进行大运动量活动时，应在运动前或运动中及时补充含盐类的饮料。第三是寒冷刺激，天气太冷的情况下，锻炼时要注意保暖。

（十）运动后的全身酸痛是什么情况？怎么克服？

肌肉酸痛一般发生在运动后 24-48 小时内，被称为"延迟性肌肉酸痛"，多是因运动后体内代谢废物乳酸堆积造成的。一般在两种情况下发生，一是在久未运动后的前几次运动中出现，二是运动量过大。解决办法如下：

1. 运动后及时进行放松、拉伸和局部（疲劳部位）按摩，也可进行小强度有氧整理活动。剧烈运动后立即静坐会导致肌肉僵硬，很多人往往因此而放弃锻炼，其实是不对的。在体力和精神状况允许的情况下，可适当再增加一点运动量，比如站起来走动或做一些伸展运动，这种方式能有效促进乳酸分解，有助于缓解肌张力和肌肉僵硬，一定程度上也可以止痛。

2. 运动后对于特别酸痛肿胀的部位进行冰敷（用冰袋隔着布，不可直接接触）。

3. 后期热敷，加快血液的循环。

4. 经常锻炼也可以缓解运动疲劳，要循序渐进地锻炼，坚持规律的运动习惯，不要三天打鱼两天晒网。

5. 充足的睡眠是最好的恢复手段，疲劳需要一定的时间来恢复，当我们睡觉时，身体会生成数量更多的生长激素，帮助肌肉重建。

6. 加强营养补充，多补充碳水化合物及维生素、矿物质。

二、运动康复十问

（一）体育锻炼活动可以帮助我减少哪些疾患风险？

没有参加体育锻炼活动是造成许多生理和心理异常的主要因素。久坐不动的生活与心脏病、肥胖、糖尿病、高血压等慢性病有关。许多相关研究都表明，有规律的体育锻炼会对治疗慢性病产生积极的影响。体育锻炼可以帮助减缓随着年龄的增长而出现的肌肉和骨量的流失，减少摔倒、骨折等危险。许多老年人喜欢团体活动，比如广场舞或者打太极这种集体活动，也可以参加一些团体展示或者比赛，这非常有利于老年人远离孤独感、愉悦身心、保持健康向上的状态。此外，老年人群体一定要注重自己的饮食，注意少油少盐，适量增加蛋白质的摄入，少吃油腻食物，注意三餐的量。适量的运动配上合理的饮食，保持愉悦的心情，这些综合起来可以大大降低老年人患病的概率，可以明显地改善睡眠、精神状态，越活越年轻。

（二）运动是否可以缓解关节老化？关节炎患者能运动吗？

我们在书中已经举过一个关节炎患者的例子，他由卧床到通过合理运动恢复正常生活。运动可以缓解关节的老化，尤其是膝关节，关节面的软骨组织没有血管供应，它如同海绵，要通过挤压回弹，从外界获取养分。长时间不给关节适度压力或者压力不足，都可能影响关节的营养吸收。

患有骨质疏松症和下肢骨关节病的老年人，不宜进行高冲击性的活动，如跳绳、跳高和跑步等。另外，爬山虽然不是太激烈的运动，但是上下山会加重关节负荷，导致关节疼痛和肿胀，损伤关节功能。即使是身体健康的老年人，把爬山、爬楼梯作为运动锻炼的方法时，一定量力而行，预防膝关节过度使用造成的损伤。

（三）随着年龄的增长，怎么防止膝关节在活动当中受伤？

膝关节的受伤不管是在竞技体育的比赛当中还是在日常生活的劳动当中，都是一个不可忽视的伤病，所以一定要引起足够的重视。尤其是到了老年阶段，由于身体代谢机能随年龄增大而下降，一旦出现膝盖上的疾病，很可能会是不可逆的，那么做好膝关节受伤的预防工作就成了重中之重。

首先，要注意的是对膝盖周围股四头肌、腘绳肌等肌群的锻炼。膝关节周围的肌群较为发达的情况下可以对膝关节产生保护作用，可以做一些例如半蹲、深蹲等动作的训练。也可以做加强核心部位的训练，有

科学运动：老年健身指南

研究表明，核心部位的发展有助于身体在进行抗阻力时的均衡受力，可以大大降低运动损伤的风险。

其次，要做好运动后的放松环节，在平时也要注意肌肉的拉伸。适当的拉伸与放松可以增加肌肉的伸展性和弹性，在工作或运动中，只有当肌肉处于极佳的机能状态时，才能更好地保护膝关节，可以有效避免运动损伤的发生。

最后，在日常生活中要注意各种膳食营养的补充，特别是钙类以及各种维生素。有研究表明，人体钙质在20岁时就已经达到了顶峰，在30岁以后就会随年龄的增长逐渐下降，在更年期阶段钙质的流失速度会更快，所以这个年龄段的人要做好钙质的补充，要不然会导致各种运动损伤的发生。

综上所述，膝关节的损伤预防要注意平时肌肉力量的加强以及每次运动后肌肉的放松和拉伸，以及针对各种营养的摄入进行全方位的补充。

（四）运动锻炼对高血脂、高血糖等疾病的控制和预防有益吗？

慢性病，也叫慢性非传染性疾病，它是一类发病隐匿，病因复杂，没有确切传染性生物病源，病程周期长，病情迁延不愈的疾病总称。体育锻炼是降低慢性病发生率和死亡率的既经济又效果好的一种方式。慢性病发生有年龄、肥胖度、生活习惯等影响因素，多发生在老年人群，近年来慢性病患者的比例大幅度提升。慢性病影响人们的日常生活，造成睡眠不佳、食欲不振、精神萎靡、工作能力下降等，合理的体育锻炼，可以放松慢性病患者的神经，使其转移注意力，在体育锻炼中得到乐趣，体会到生活的美好，提高治愈疾病的信心。很多慢性病患者都要通过药物来维持身体状况的平衡，如糖尿病患者就需要经常注射胰岛素或服用胰岛素药物来维持身体内血糖和尿糖的平衡与稳定。但是，因为慢性病患者长期患病，其自身的内脏器官功能都呈现出了衰退的状态，人体内分泌也呈现失调，这都会对患者吸收药物带来影响，使得所服用的药物很难得到最大的吸收效果。但是，通过合理的体育锻炼，则可以逐步使身体内的器官恢复功能，促使身体内各个器官的功能得到提高，这对于慢性病患者的药物吸收是有利的，使其所服用的药物发挥最大功效。在身体机能方面，合理的体育锻炼可以促使慢性病患者病症的减轻，尤其是慢跑这种全身类有氧运动，它可以使身体的每一个器官与组织都得到锻炼，使患者的肌肉更结实，关节灵活度更高，心肺功能加强，逐步使慢性病患者的血液循环系统、呼吸系统的功能都得到提高，体内新陈代谢系统得到平衡，进而达到缓解慢性病患者病症的目的。所以说，合理的体育锻炼既可以促进慢性病患者对药物的吸收，使药物发挥最大功效，又可以提高慢性病患者的身体机能，使患者身体各器官和系统达到平衡，缓解慢性病患者的症状，进而达到降低慢性病患者发病率的目的。

（五）高血压可以参加锻炼吗，风险有哪些？

高血压的发病和血管壁的柔韧度降低以及脆性升高有一定的关系，而运动可以使血管壁的脆性降低，柔韧度升高，有助于缓解高血压。

虽然高血压患者不可以进行剧烈运动，但运动是非药物治疗高血压的主要手段，适当的运动可以调节自主神经，降低交感神经的兴奋性。运动还可以促进自身的血液循环、降低自身胆固醇的生成。因此，高血压患者完全可以参加体育锻炼，但不能剧烈运动。剧烈运动，简单理解就是高强度的运动，剧烈运动的时候，我们的体内会产生相对比较多的肾上腺素和皮质醇等激素，当这些激素增加到一定数量的时候，可能使自身的免疫器官之中的脾脏产生白细胞的能力大幅度降低。在运动状态下，心率增加，同样，血压肯定也会增加，而突然之间的血压升高会引起颅内压的升高，颅内压的升高就会引起头晕、恶心、呕吐等一系列症状的出现，严重的情况下甚至会出现脑出血，也会对我们的肾、心等器官造成一定的损害。高血压患者进行运动有前提条件：血压必须低于160/100，或者是控制在160/100以内才建议运动；对于长期服用降压

科学运动：老年健身指南

药的人，血压必须得到有效的控制之后才可以运动。

（六）糖尿病病人适合做什么体育运动，为什么？

糖尿病病人在进行运动时应量力而行，循序渐进。适合糖尿病人运动的项目很多，如散步、快走、慢跑、太极拳、游泳、跳广场舞、健身操等。糖尿病患者锻炼时运动量不宜过大，运动项目宜轻缓。在进行体育锻炼时，空腹或血糖高时不宜剧烈运动，也不宜在药物作用巅峰期剧烈运动。最好准备一些食物，如巧克力、果汁等，在发生低血糖时可作为应急食品，但不宜多吃。注意运动时间的选择，最好在饭后30-40分钟做运动，运动前应先做5-10分钟的准备活动，然后再运动，要慢慢增加强度，运动快结束时再缓慢减低强度。

（七）如何通过科学运动控制血糖？

控制血糖的方法除了饮食外就是运动。而通过运动控制血糖，主要在于运动强度和运动时间，以及是否能够长期坚持。

心跳较快、微汗的中等强度的运动最为适合。血糖高或者糖尿病患者应选择耐力性的有氧运动，如步行、跑步、游泳、跳舞、骑自行车、打太极拳等。运动强度控制在中等，运动心率在130次/分钟以下，每次持续20-30分钟，逐渐延长至1小时，使全身的肌肉都得到锻炼，这样有利于肌肉对葡萄糖的利用。

步行是国内外医学专家比较推荐的糖尿病患者运动疗法，建议每次步行30分钟，每日两次。步行速度可因人而异，身体情况较好的轻度肥胖患者可快速步行，每分钟120-150步。体型正常者可中速步行，每分钟110-115步。老年体弱或心功能不全者可慢速步行，每分钟90-100步。

当然，身体条件较好时，更大强度的间歇运动也是很好的选择。

（八）什么运动方式能够缓解失眠？

适量的运动可以起到很好的促眠作用。失眠一般是因为神经衰弱或者神经调节中枢调节障碍。可考虑伴随舒缓的音乐进行运动，也可以进行较剧烈的广场舞和健身操。建议在睡觉前一小时左右伴随音乐在瑜伽垫上适当活动 30 分钟左右，避免剧烈活动引起的兴奋，之后通过泡脚和按摩来缓解疲劳。

（九）啤酒肚有什么危害？怎么消除自己的啤酒肚？

啤酒肚是典型的腹部肥胖的表现。一般来讲，男性腰围超过 90 厘米、女性超过 80 厘米就认为是中心型肥胖。啤酒肚属于典型的中心型肥胖。在肥胖中，腹部肥胖的危害更大，有研究指出，腰围和健康及寿命成反比，腹部肥胖除了皮下脂肪堆积外，内脏脂肪也显著增加。腹部肥胖和高血压、糖尿病等密切相关，是患心脑血管疾病的重要风险之一。因此，腰也，命也。

因人类发展中的需要，脂肪有向皮下及内脏堆积的倾向（保温和防震），同时，腰部也是运动较少的部位。因此，消除啤酒肚的运动建议和减肥的运动建议一样，除了饮食限制外，重要的是有规律的运动。有规律、持之以恒的锻炼是唯一法宝。另外，没有一项运动可以只减腹部脂肪，只有全身参与的运动再加上腰腹部运动才能起到效果。可参照本书有关减肥的内容进行。

（十）运动多久才能有效减肥？

运动后，体内的碳水化合和脂肪都开始消化供能。但开始运动时，体内碳水化合物供能的比例较高，而脂肪的燃烧受到多种酶（催化剂）活性的影响，随着体温升高、碳水化合物的下降，这些酶的活动逐渐增强，这时，体内脂肪燃烧的比例逐渐超过碳水化合物，这个过程大约需要 20-30 分钟左右，随着运动时间的增加，脂肪燃烧的比例也逐渐增加，持续时间越长，脂肪燃烧比例越高。当体内碳水化合物消耗完之后才会消耗脂肪是错误的说法。另外，脂肪完全燃烧必须要碳水化合参与，所以减肥也不能不吃米面等碳水化合物。

三、合理规划十问

（一）如何在有限的空间内做运动？

运动无处不在，就看我们的创造力了，实际上，能随处找到锻炼方法的老年人，不仅健身也健脑。日常生活中，没有足够的空间让我们运动，那就就地取材吧。空间有限的地方，站在原地就可以做很多动作，如坐在凳子上，你可以进行连续蹲起，这样就能锻炼腿部了。可以单腿蹲起，可以提脚后跟锻炼小腿，可以伸直手臂进行拉伸，可以连续紧握拳头锻炼手臂力量，可以左右手臂对拉锻炼肩部力量等。空间足够大时，就可以做全身的拉伸等运动。

重要的是，如何把这些可能想到的随意的动作变成锻炼，那就要给自己一个任务，如进行20次，做4组，这样就把随意的运动变成锻炼了。

（二）怎么合理安排下班后时间，既不扰乱生活秩序又能进行有效的运动锻炼？

应该结合自身情况，改变上下班通勤模式，如可以骑自行车、可步行等。当必须开车时，试着把车开到远离公司的地方停放，强迫自己走一段。乘公交时，可以在下一站乘坐或者提前一站下车，迫使自己走一站路。如果能找几个志同道合的同事一起运动，那是再好不过了。回家或者上班坐电梯时，可以走几层再坐，或者提前下电梯，甚至住在6层以下的，就不用坐电梯了。另外，增加身体活动也是锻炼的方式之一，所以，家务活还是自己来做吧，研究表明，爱做家务活的男性寿命更长。最后，可以利用下班时间，进行短暂的10-20分钟的强度略大的运动，不要小看这短时间的运动，这是现在流行的高强度间歇训练的雏形。

（三）老年人在运动中应该进行动力性运动还是静力性运动？

由于老年人血管硬化程度增加，血管脆性增加，血管弹性下降，因此如果进行长时间的静力性运动容易因血管外周阻力过大而容易引起血压增加，所以应尽量少进行长时间静力运动，适量进行低强度的动力性运动。另外，老年人也不宜进行憋气运动，容易增加腹腔压力，影响静脉血回流进而可能造成晕厥等现象。

（四）没有便利的运动场所以及运动伙伴，不能激发运动兴趣怎么办？

当我们给运动设置太多条件时，运动就会变成很困难的事，其实运动无处不在、无所不在。条件不具备时，可以参考第一题的回答，随处进行。技术不具备时，家务活动和走路都是很好的锻炼。居家中，很多设备可为我所用，一个凳子，一把椅子，都可做健身设备。让配偶或者子女陪同一起锻炼，选择一些强度较小的运动，以武术、太极拳、五禽戏之类的身体活动为主，先激发对运动的兴趣，养成运动的习惯，等到身体能力增长之后就逐渐进行室外的、强度稍微增大的运动，如一些小球类、隔网的运动。

当然，最好的办法是能和自己的家人一起运动并培养同样的兴趣，如果没有，找到志同道合的同伴非常重要，比如加入一些健身团体。

（五）如何克服锻炼中的寂寞，使自己坚持下去？

加入一个健身团体！

很多人一开始健身时雄心壮志，但是最后都不了了之。很多老年人退休后，还保持工作热情，不把锻炼当回事。而有些人退休后过着优渥的生活，从不锻炼，或者三分钟热度。老年人体育锻炼坚持不下来，最主要是没有真正享受到锻炼的乐趣。没有乐趣、没有交到朋友，当然会觉得单调无聊。假如能够加入一个健身交友的团体，那么效果就完全不一样。笔者办公室退休的办公室主任老魏，在原单位有一批冬泳爱好者好友，退休后回到儿子的城市，很快就加入当地冬泳协会和羽毛球协会，每次看到他绘声绘色地讲自己的运动乐趣，就知道集体的力量。大家可以一起运动、一起聊天、一起吃饭等等。最重要的是，健身团体有资深的健身指导人员，有科学健身仪器和设备，有时还会开展一些健身的科普和指导活动，为老年人进行科学运动锻炼提供必要的保障。此外，加入体育健身团体，成员之间可以彼此照应，提高健身的安全性。

（六）平常的劳务活动算不算体育锻炼？

对于一些农村老人来说，说每天进行大量劳务活动，这些劳务活动只是简单的局部肢体重复活动，并不能代替体育锻炼。所以，我们可以看到不少农村老年人有腰疼等慢性骨关节疾病，这些都是长时间重复单调劳作引起身体局部过度使用造成的劳损。

因此平常的劳务活动不算体育锻炼，因为体育锻炼指的是人们根据身体的需要对运动的自行选择，同时运用各种体育手段，结合一定的卫生措施，以达到发展身体、增进健康、增强体质、调节精神的目的，而劳务活动并不满足体育锻炼的定义，劳务活动不满足人们对于运动的自行选择，以及并没有权威的文献可以指导应该怎样去劳动，也不满足结合一定的卫生措施，所以劳务活动不属于体育锻炼。

对于劳作的人群，每天大量劳作后很难再进行锻炼，在这种情况下尤其要注意进行放松运动，减轻身体的疲劳。

（七）如何防止锻炼中摔伤、扭伤？

想熟练掌握一项运动技能必须保证足够的训练时间、有效刺激身体的训练强度、运动技能的持续学习、练习。老年人从事体育锻炼时，必须根据自己的身体情况量力而行。运动量要从小到大逐渐增加，增加的速度不宜太快，每增加一级负荷，都要有一个适应阶段。在锻炼中要掌握循序渐进和持之以恒的原则。活动时，呼吸要自然，动作要缓慢而有节奏。应该在进行锻炼前进行适当的热身，将身体热开，再按正确的动作去训练，在锻炼时应该根据自身情况和爱好选择合适的运动项目，但是务必量力而行，尽量选择一些轻柔的运动方式。

（八）每天的什么时间运动最合适？

这个问题很多人都问过，其实就个人建议，不需要考虑那么多，只要能运动的时间都可以运动。时间的不适宜远小于运动所带来的益处。所以，你觉得早上醒得早睡不着，那就进行简单的运动吧，如果晚饭后觉得想运动，那就出去活动活动吧。当然，一些疾病如糖尿病、高血压，我们在前文已经提到，要注意运动的时间安排。如上午10点是血压最高的时刻，不宜运动；早上空腹运动，易低血糖。如果非要推荐一个时间，研究表明，下午4点左右是最佳运动时间。

（九）又是耐力、柔韧性训练，又是力量训练，我到底该如何安排这些项目？

柔韧性训练可以安排在每次锻炼的前中后进行，不需要单独安排时间。而耐力训练是主线，力量训练是关键。也就是说，两者可以同时安排，如力量训练完进行放松式的耐力训练，也有利于恢复。而小强度的力量训练，本身也是耐力训练。如果为了提高力量，需要每周安排固定时间进行。一开始可以每周进行2-3次力量训练、1-3次耐力训练。当力量具备以后，可以每周进行1-2次力量训练来保持力量，而其他时间以耐力训练为主。

（十）拉伸是放在运动前合适还是放在运动结束后进行？

拉伸不是什么时间进行、进行什么样的拉伸动作都可以的，我们经常看到很多人把脚往杠上一搭，就进行十几分钟的拉伸，这种拉伸放在不合适的时间不仅不利于柔韧性增加，还可能影响运动能力。

拉伸一般分为动态拉伸和静态拉伸，动态拉伸就是震动式弹力拉伸，静态拉伸是指保持一定时间的持续拉伸。运动热身过程中，可以进行简单的弹力拉伸，但幅度不宜过大。运动结束后是恢复期，逐渐减少运动强度让心率恢复。接下来进行放松，这是静力拉伸的最佳时间，每个动作维持数秒，进行大肌肉群及运动肌群拉伸。拉伸不仅有利于提高柔韧性，更重要的是促进身体机能恢复。

参 考 文 献

［1］上海市学习型社会建设与终身教育促进委员会办公室. 老年人体育健身"一二一"［M］. 北京：科学出版社，2015

［2］沃基特克. J. 乔志科-扎伊科. ACSM 老年人科学运动健身［M］. 王志强等，译. 北京：人民卫生出版社，2017

［3］国家体育总局. 全民健身指南［M］. 北京：北京体育大学出版社，2018

［4］胡国鹏. 科学运动与"氧"生［M］. 福州：海峡文艺出版社，2018

［5］American College of Sports Medicine. *ACSM´S Guidelines for Exercise Texting and Prescription*［M］. 9th ed. Philadelphia：Lippincott Williams & Wilkins，2014

［6］Heyward, Vivian, and Ann Gibson. *Advanced Fitness Assessment and Exercise Prescription*［M］. Urbana：Human Kinetics，2014

图书在版编目(CIP)数据

科学运动:老年健身指南/胡国鹏著.—福州:海峡文艺出版社,2024.2
ISBN 978-7-5550-2952-6

Ⅰ.①科… Ⅱ.①胡… Ⅲ.①老年人-健身运动 Ⅳ.①R161.7

中国版本图书馆CIP数据核字(2022)第060713号

科学运动:老年健身指南

胡国鹏 著

出 版 人	林　滨
责任编辑	谢　曦
编辑助理	陈泓宇
出版发行	海峡文艺出版社　福建科技出版社
经　　销	福建新华发行(集团)有限责任公司
社　　址	福州市东水路76号14层
发 行 部	0591-87536797
印　　刷	福建新华联合印务集团有限公司
厂　　址	福州市晋安区福兴大道42号
开　　本	787毫米×1092毫米　1/16
字　　数	100千字
印　　张	7.75
版　　次	2024年2月第1版
印　　次	2024年2月第1次印刷
书　　号	ISBN 978-7-5550-2952-6
定　　价	25.00元

如发现印装质量问题,请寄承印厂调换